薬に頼らず子どもの多動・学習障害をなくす方法

精神科医
藤川徳美

アチーブメント出版

親子で
読んでわかる
栄養絵本

ココロとカラダ
なにでできてる？

おれたち、
糖質（とうしつ）くん。
みんながだいすきな
おかし、ごはん、
ぱんにすんでるよ。
おれたちがだ～いすきで、
おれたちばっかりたべる、
しんちゃんのおはなしだよ。

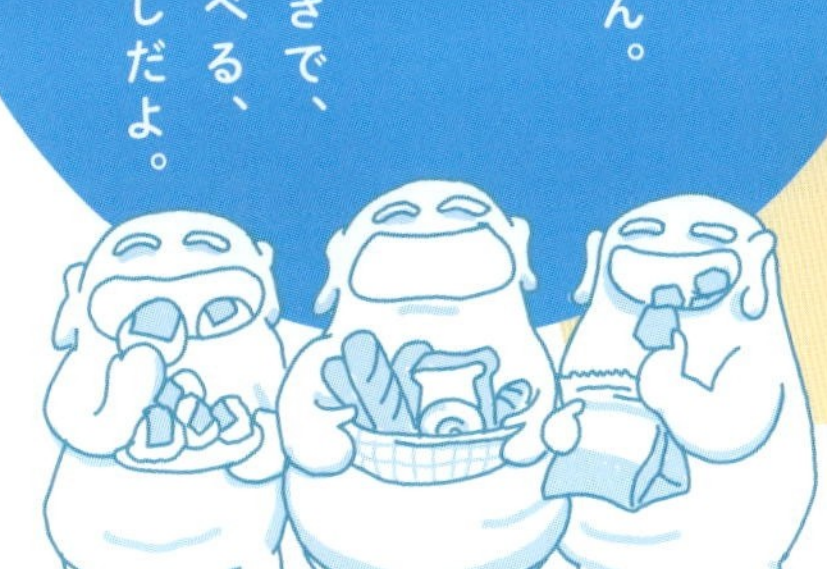

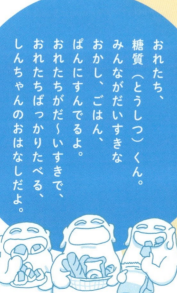

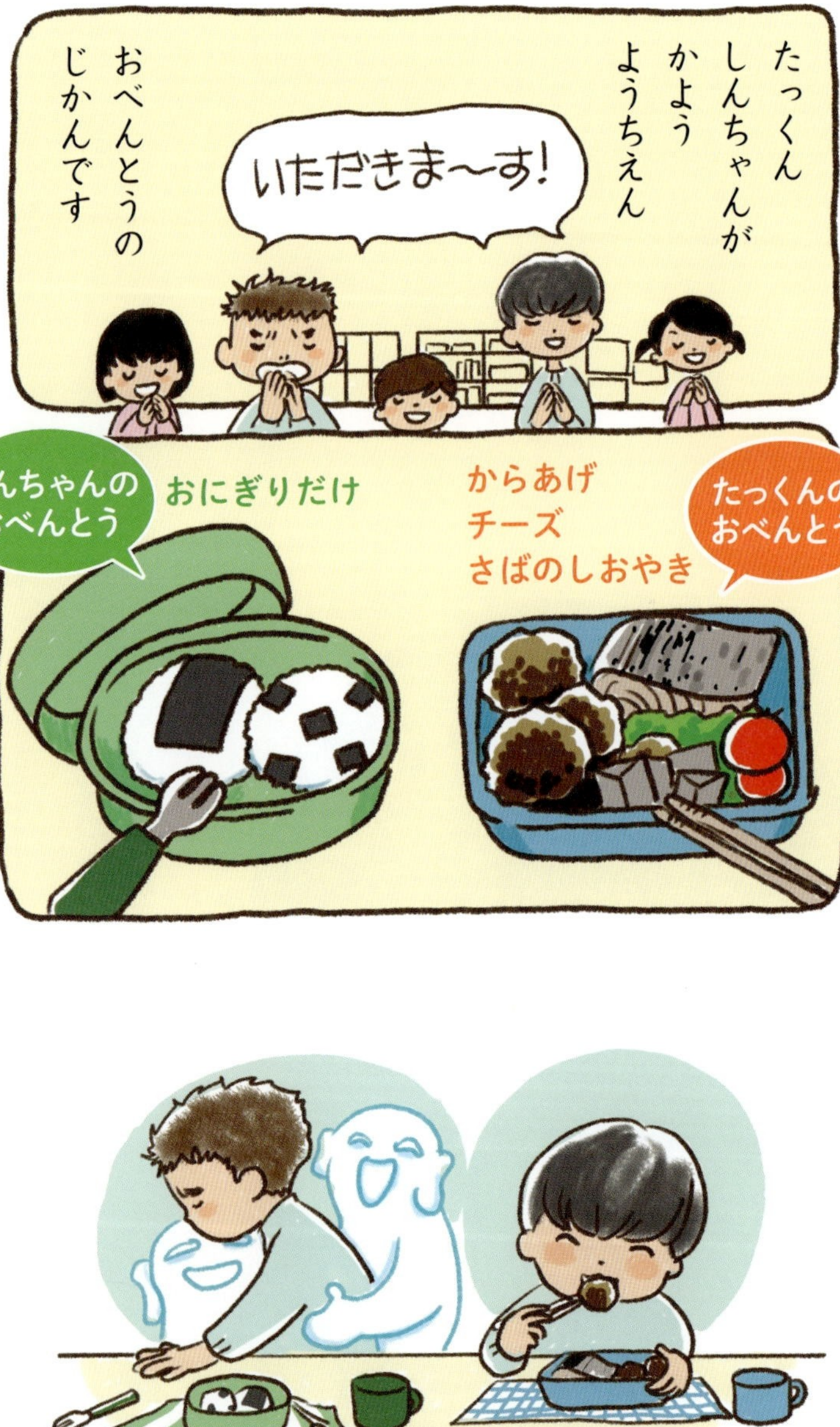
たっくん
しんちゃんが
かよう
ようちえん
いただきま〜す!
おべんとうの
じかんです
たっくんの
おべんとう
からあげ
チーズ
さばのしおやき
しんちゃんの
おべんとう
おにぎりだけ

しんちゃん！
すわって
たべよう！

しんちゃんは
いつもふらふら
いつもいらいら

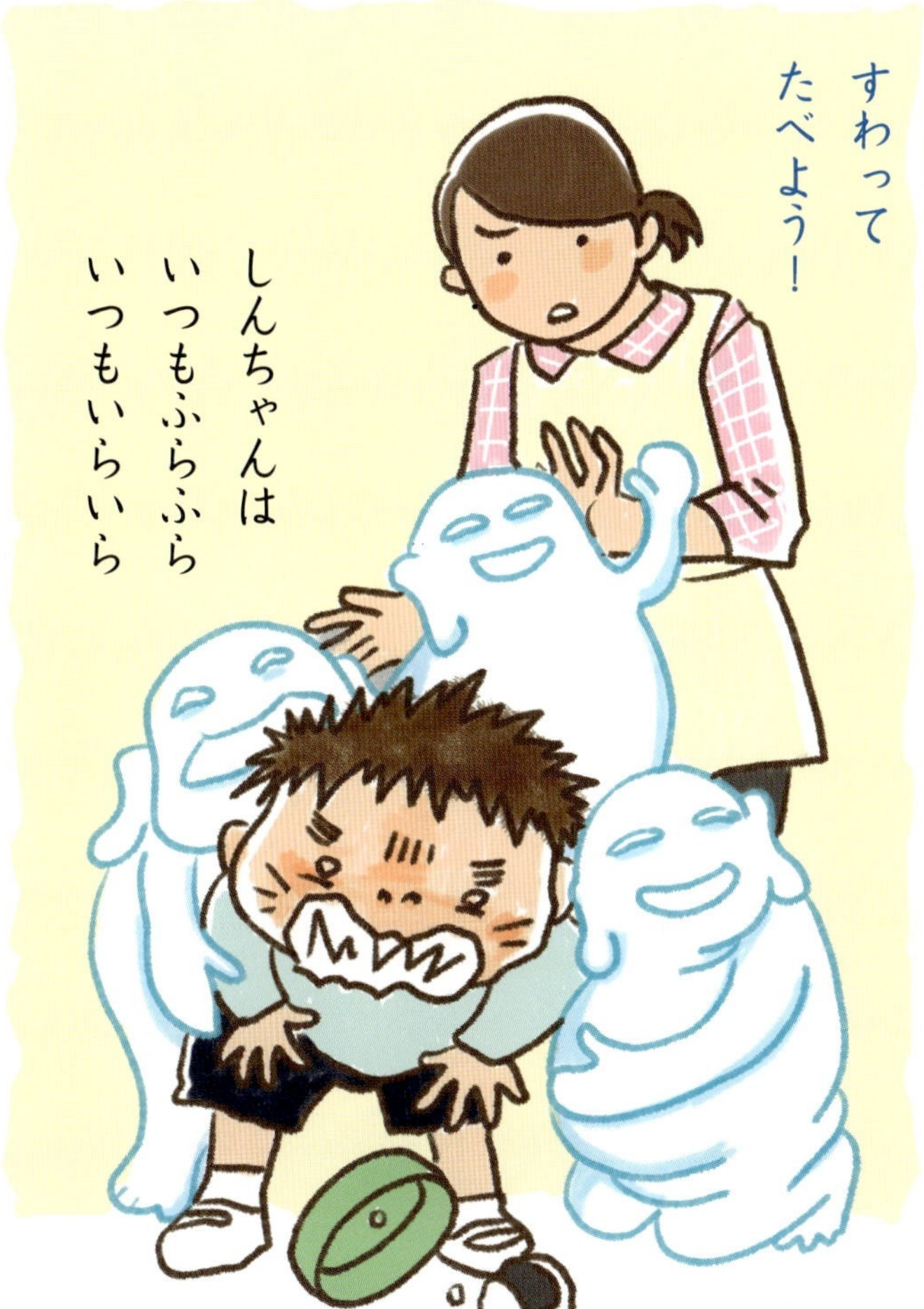

あれ？
しんちゃんに
なにか
ついてるよ？

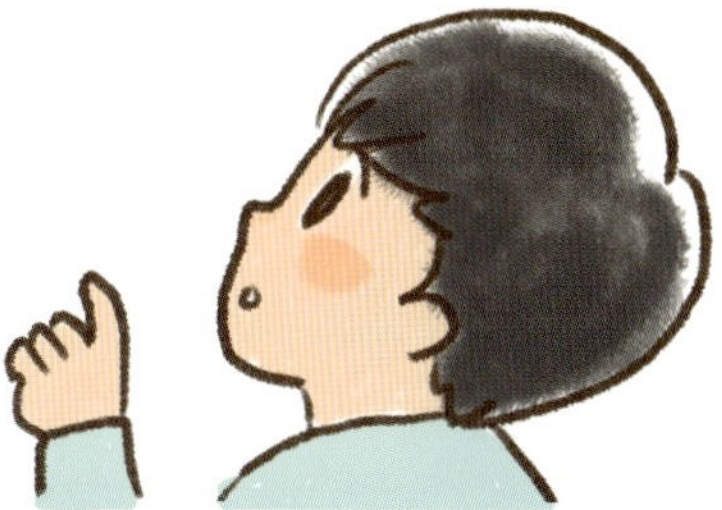

「うみのいきもの」

え？
たっくん　もう
かんじよめるの？

すらすらよむ
たっくんに
せんせいも
びっくり

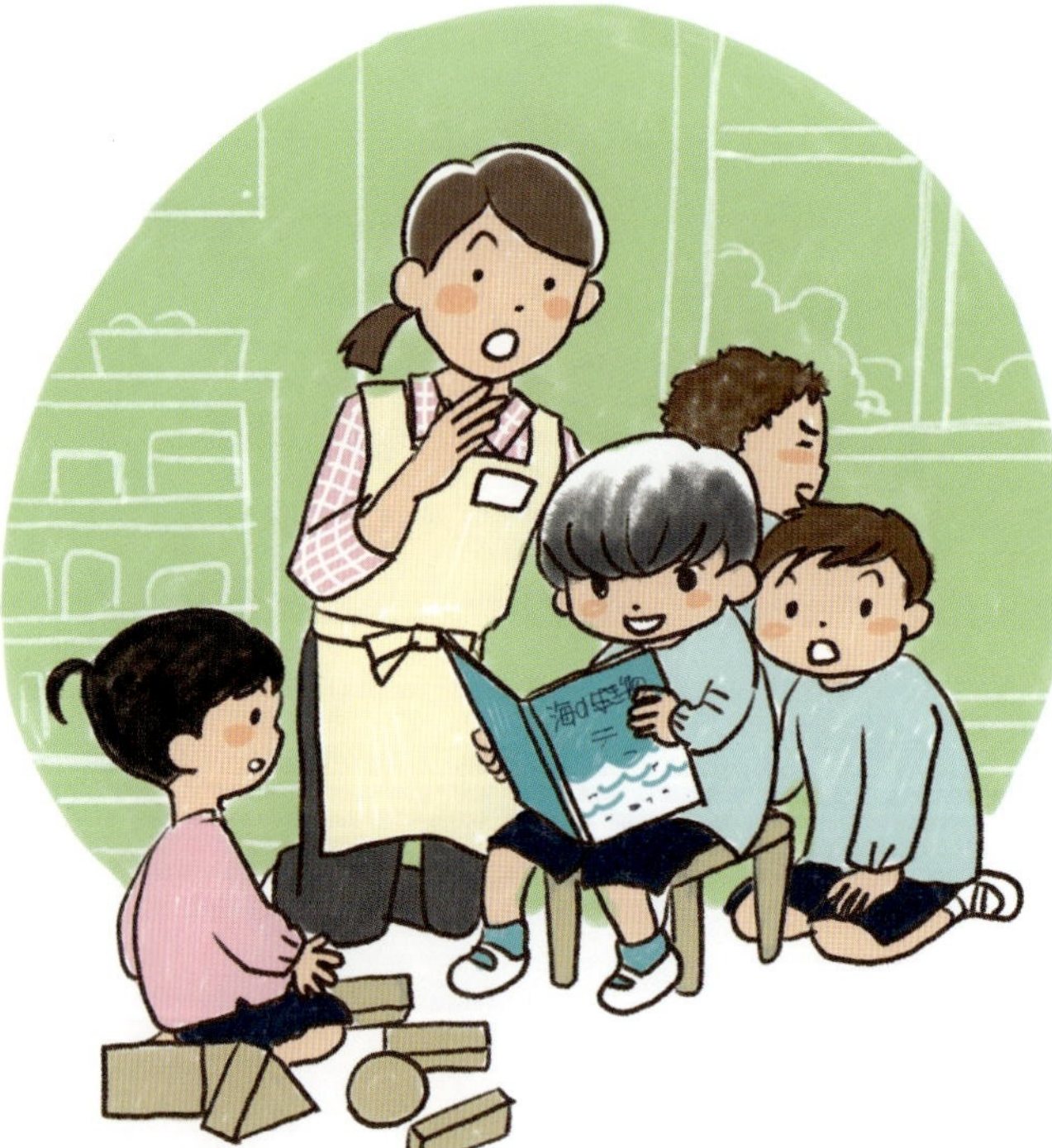

そのうしろで
しんちゃんは
おおあばれ

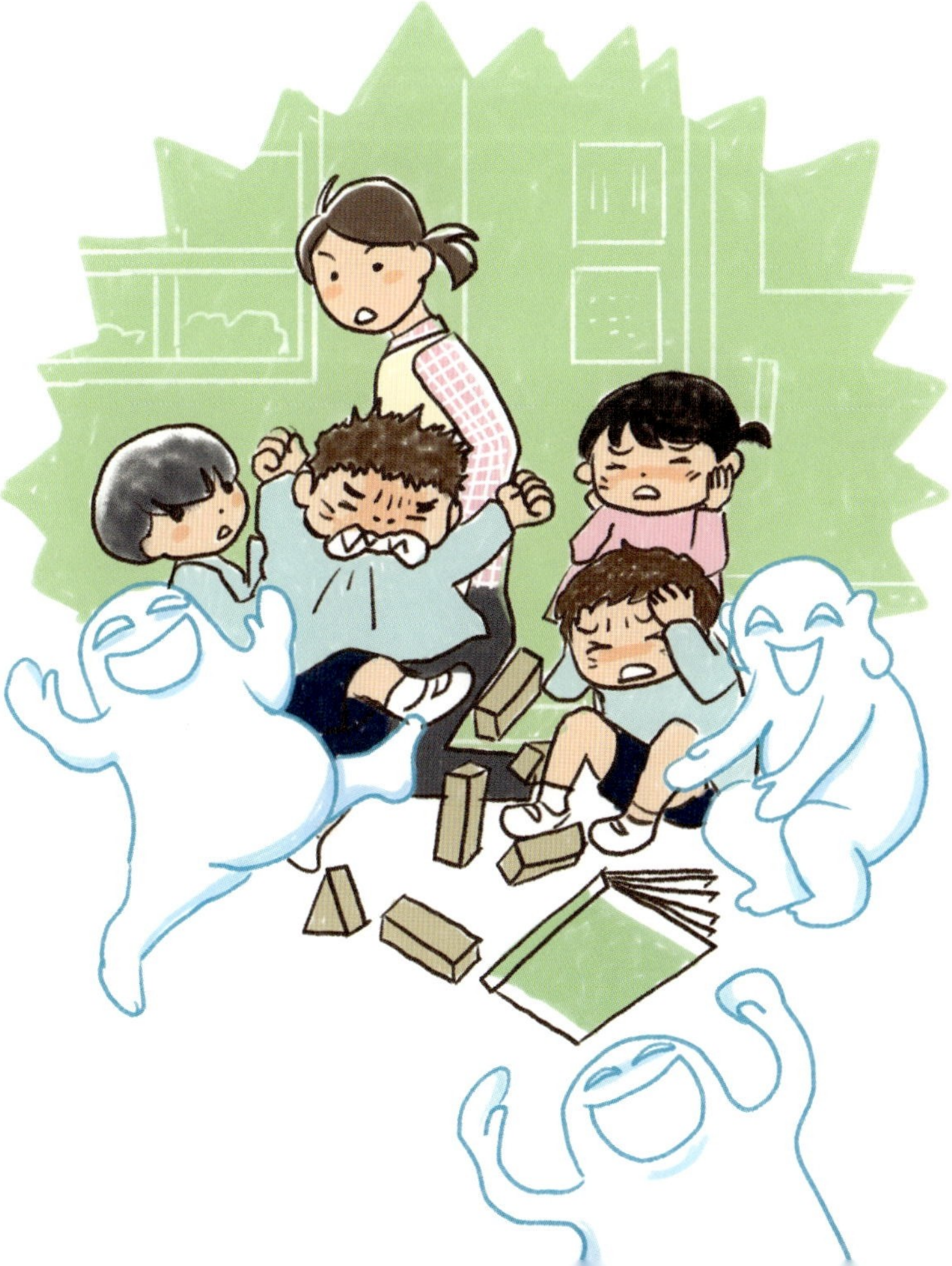

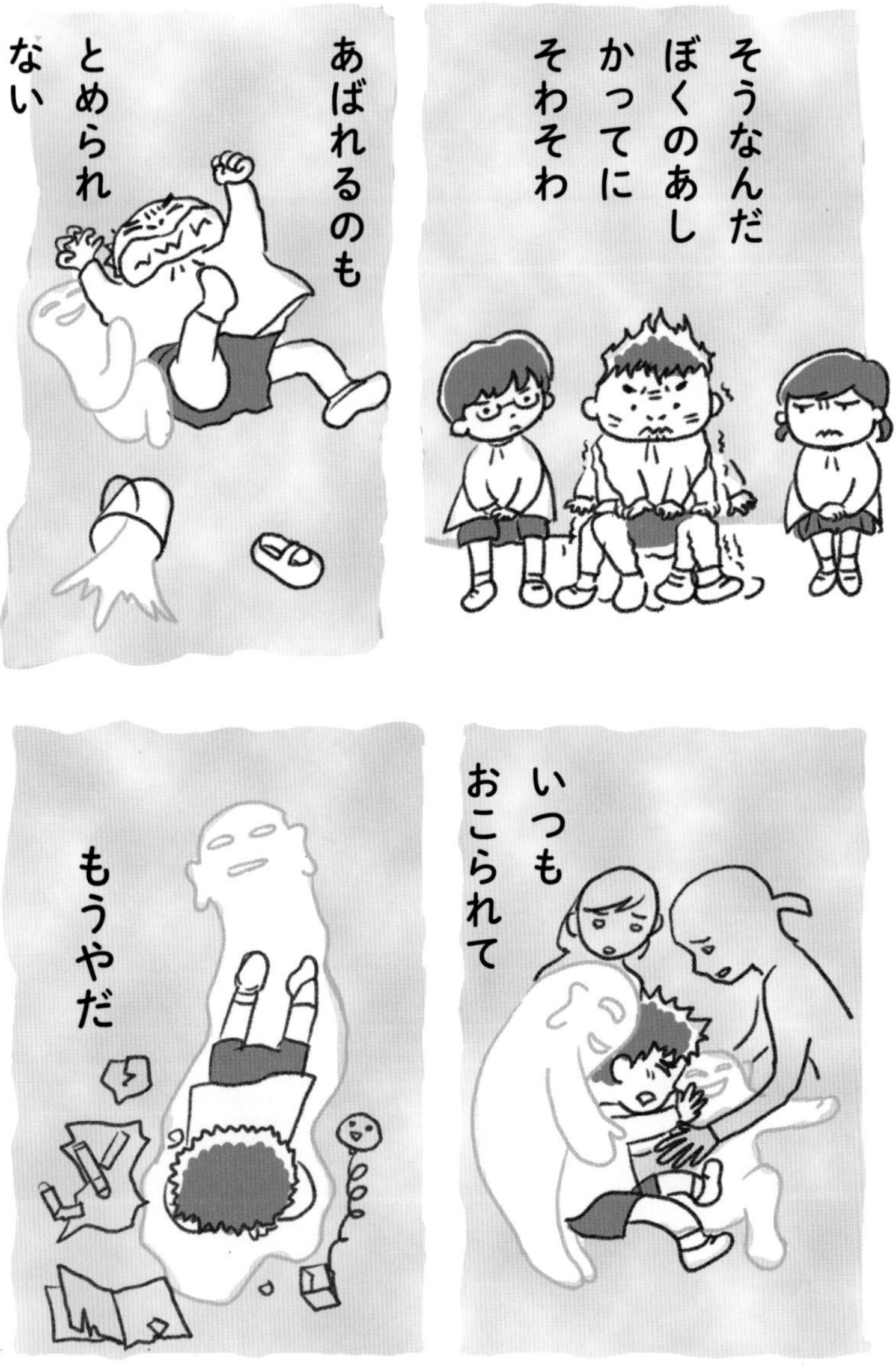
そうなんだ
ぼくのあし
かってに
そわそわ
あばれるのも
とめられ
ない
いつも
おこられて
もうやだ

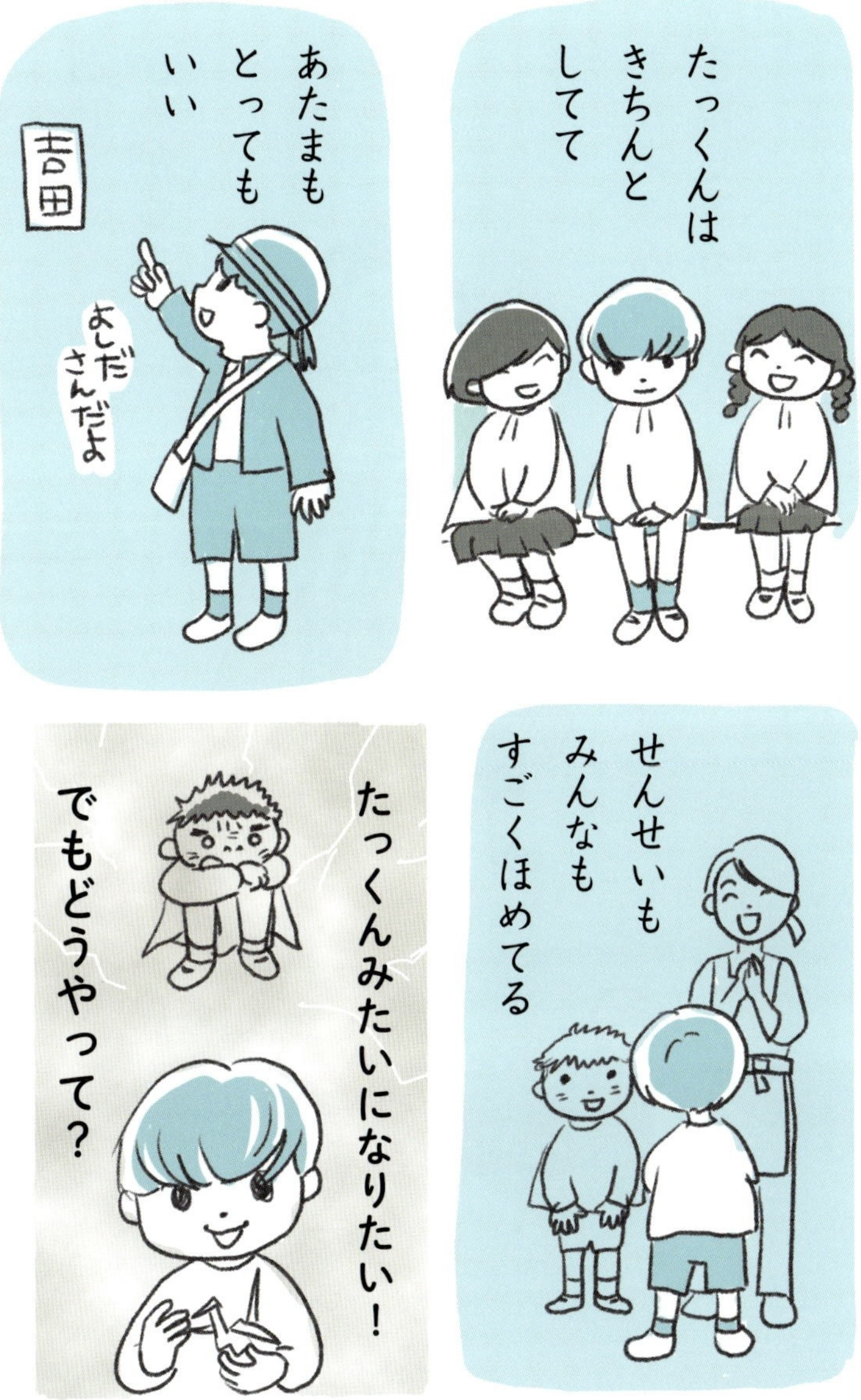
たっくんは
きちんと
してて
あたまも
とっても
いい
吉田
よしださんだよ
せんせいも
みんなも
すごくほめてる
たっくんみたいになりたい！
でもどうやって？

あ!!
かるがもさん

おかあさんの
まねしてる

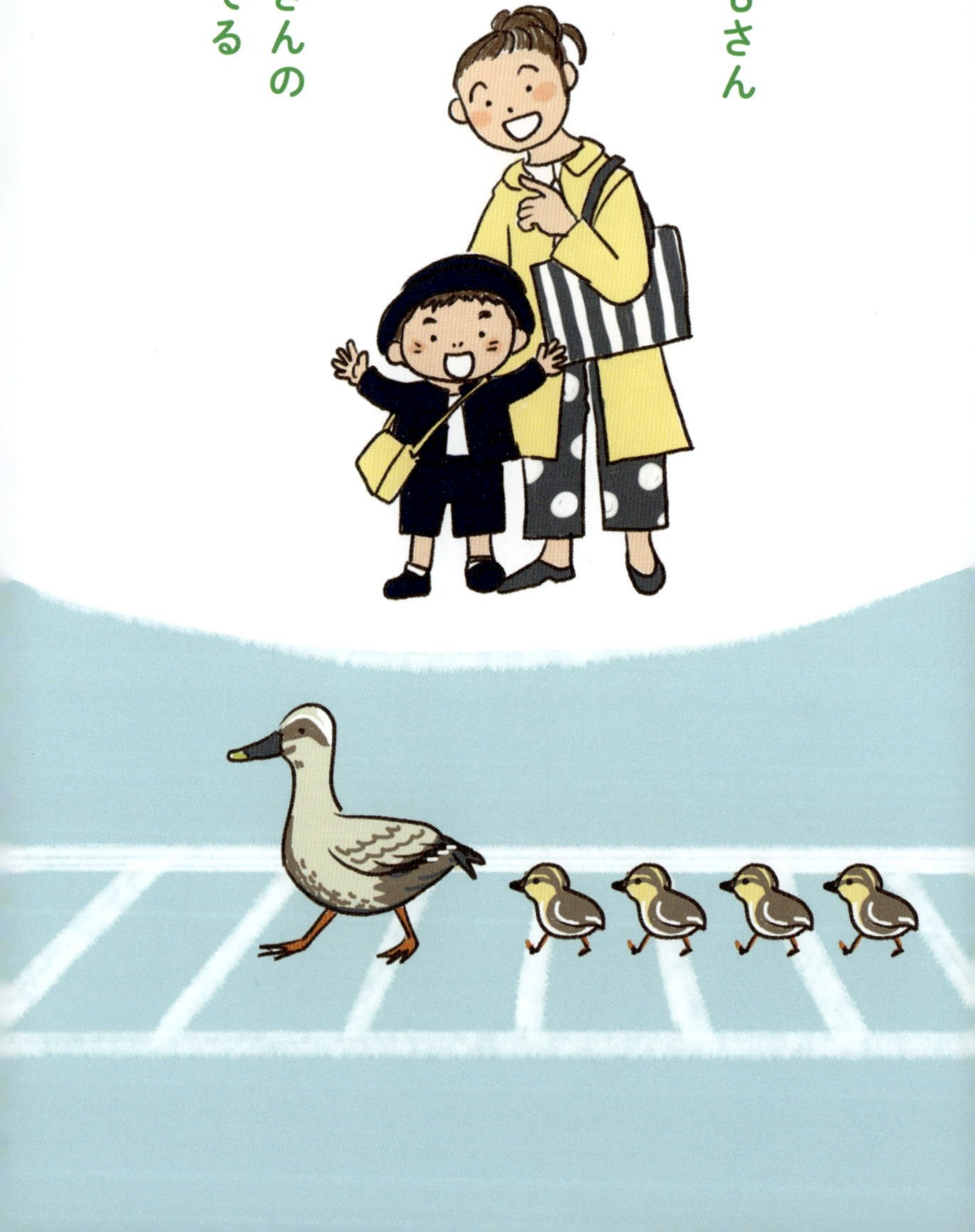

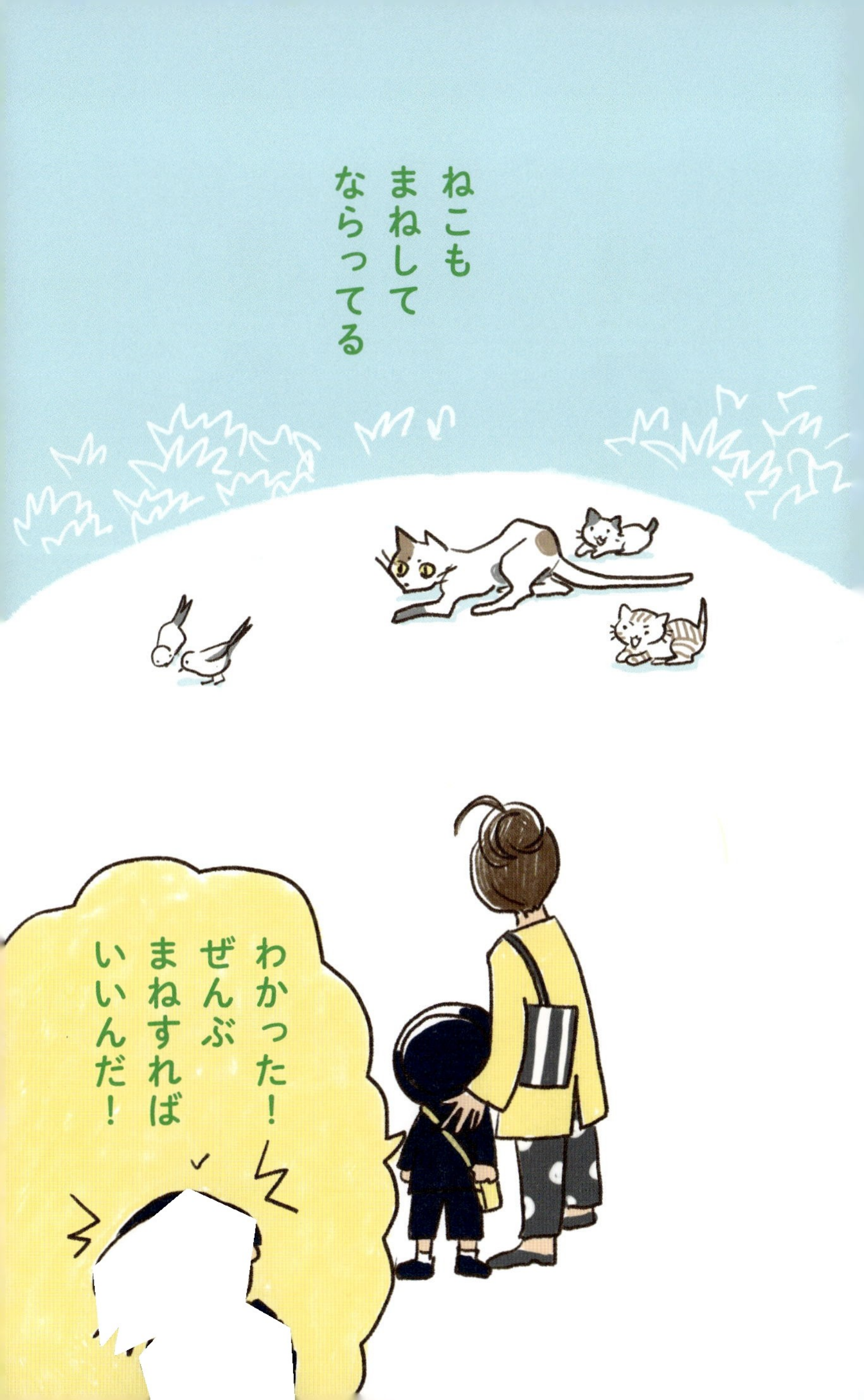
ねこも
まねして
ならってる
わかった！
ぜんぶ
まねすれば
いいんだ！

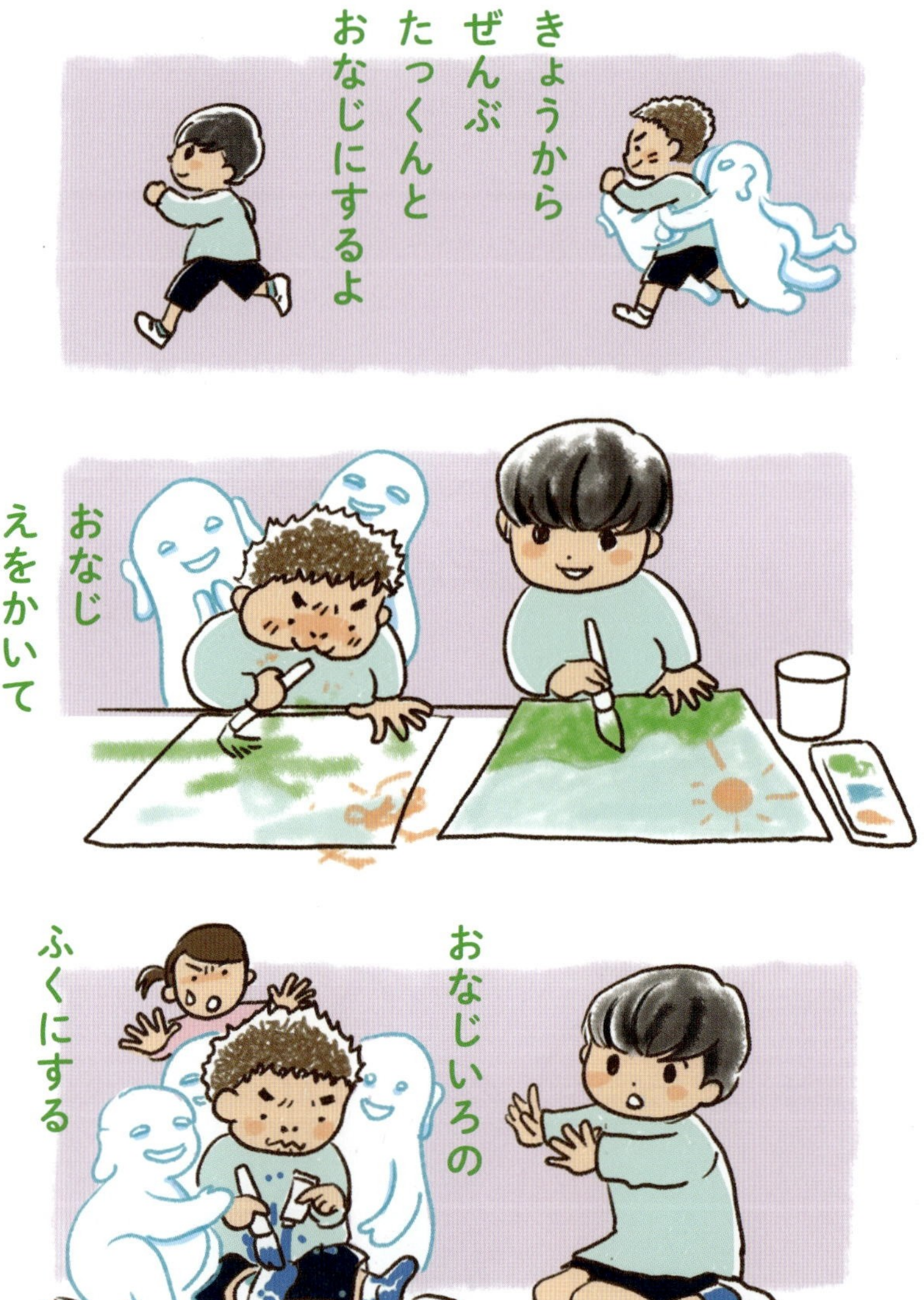
きょうから
ぜんぶ
たっくんと
おなじにするよ
おなじ
えをかいて
おなじいろの
ふくにする

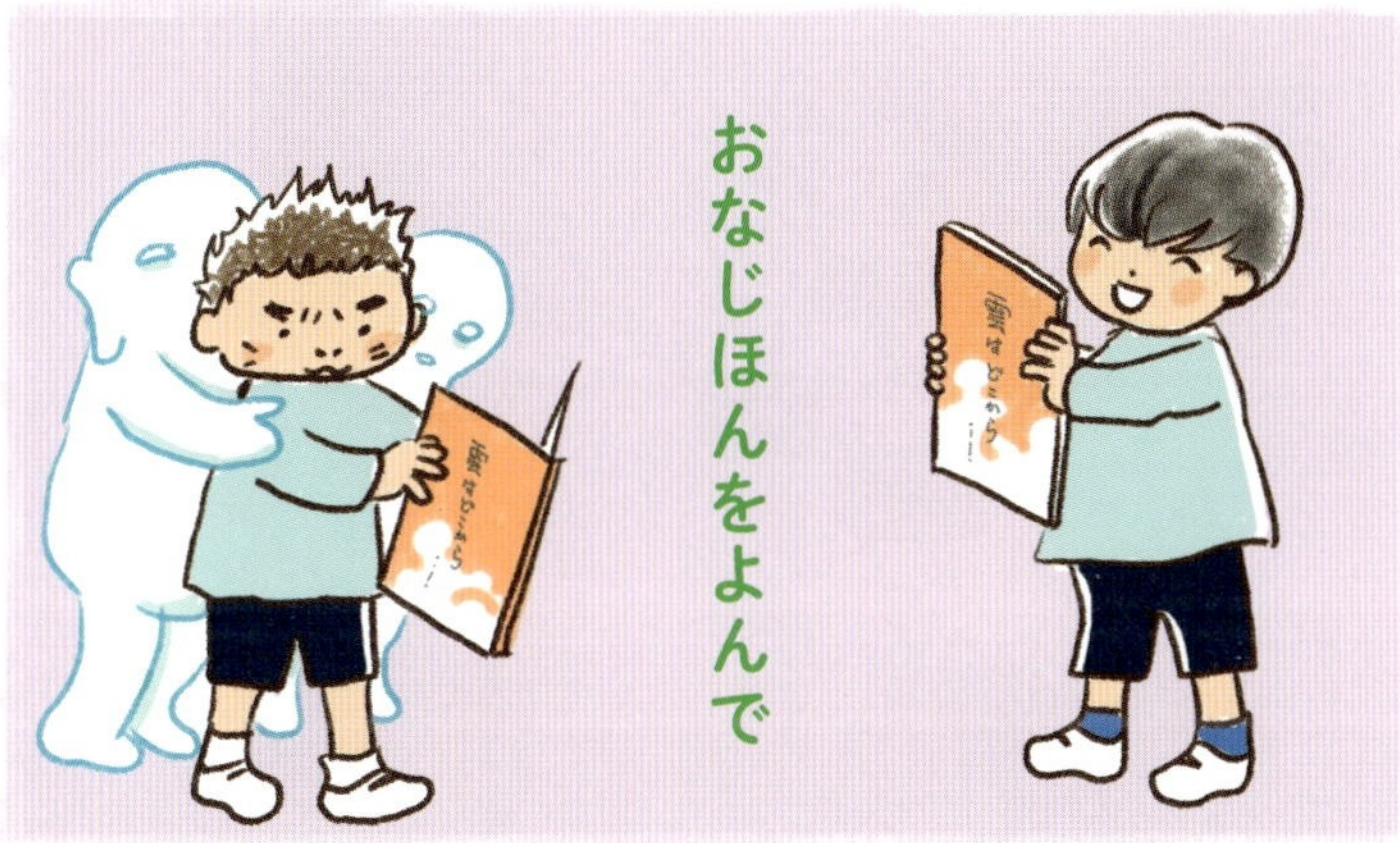
おなじほんをよんで

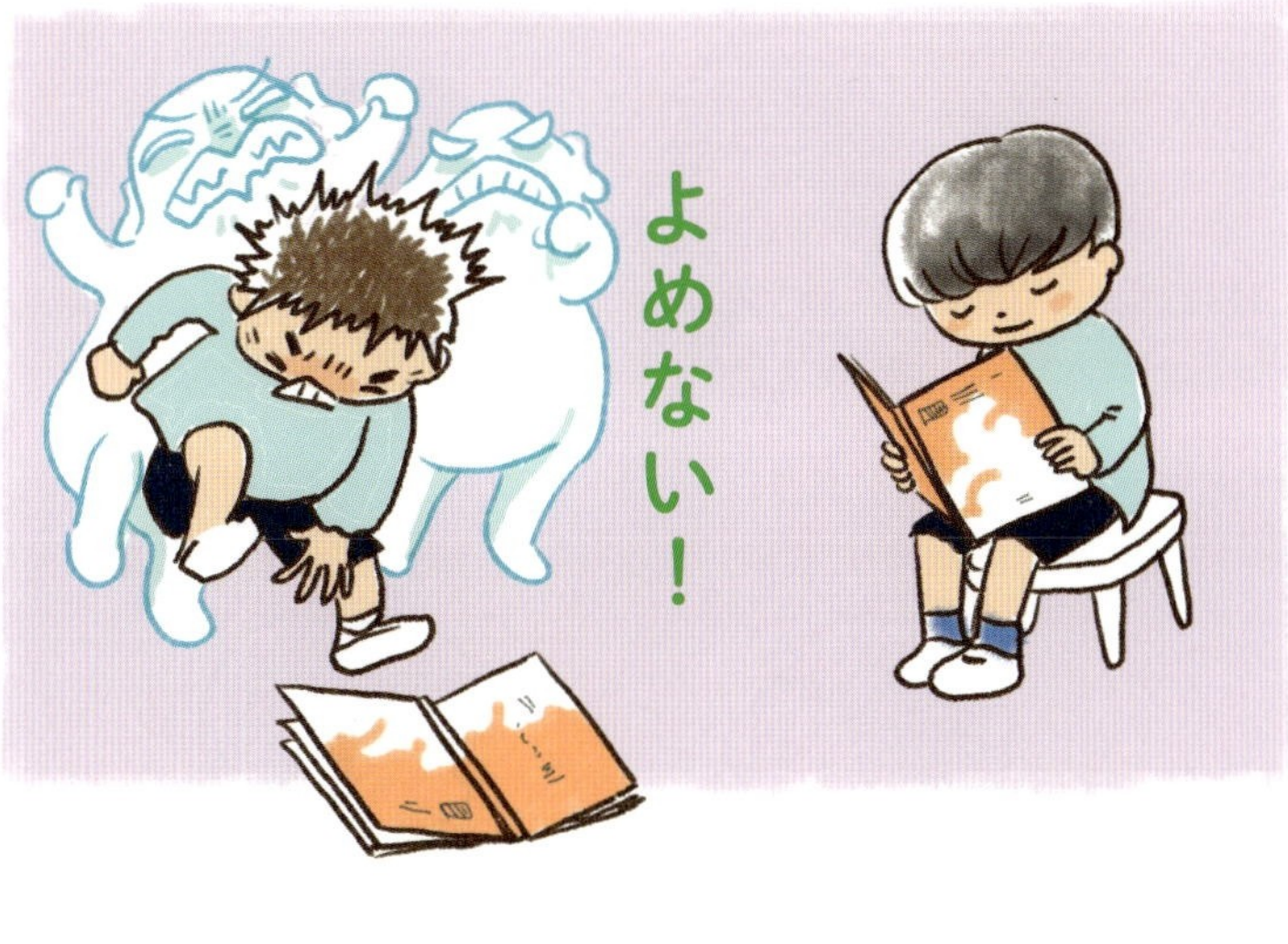
よめない！

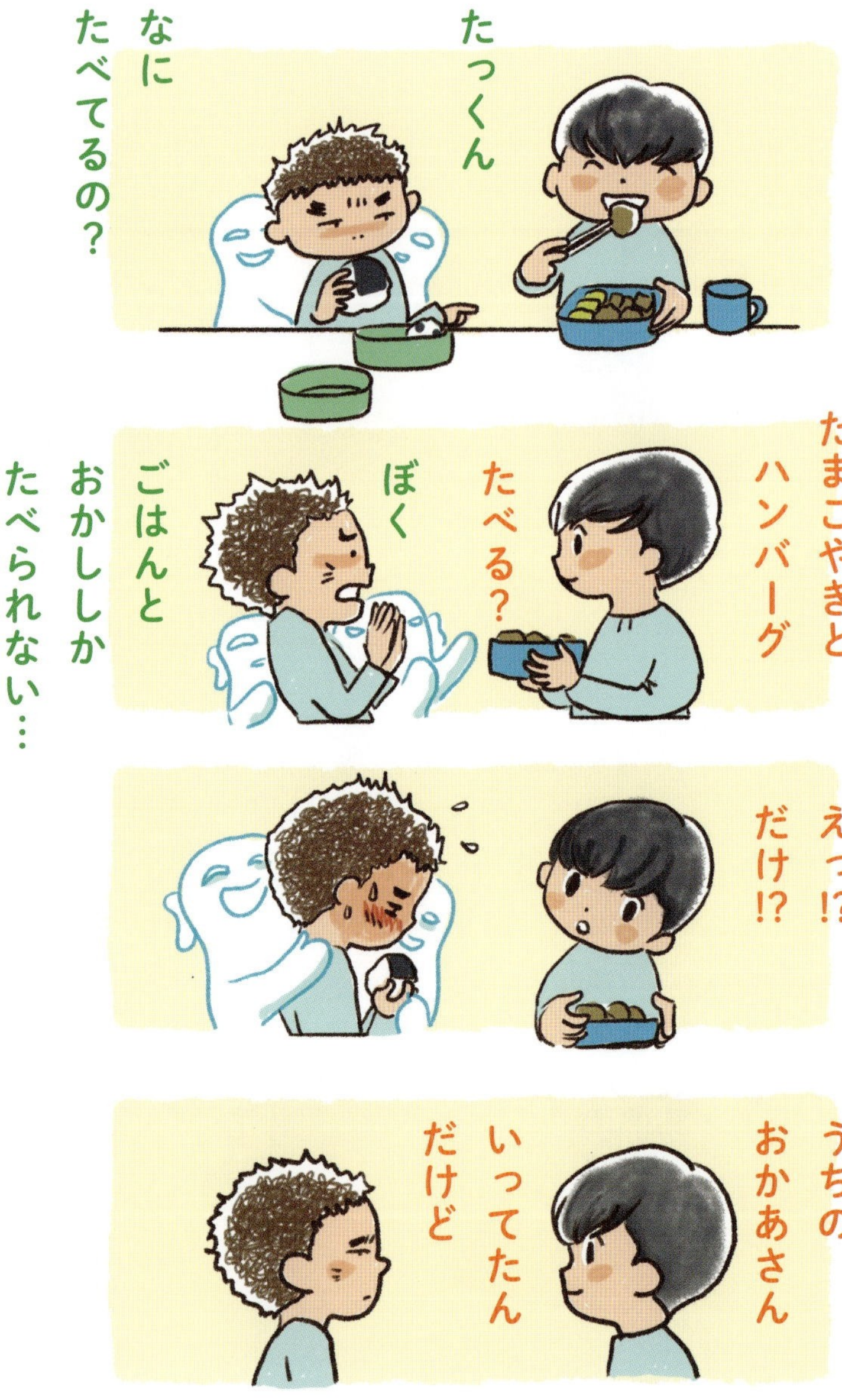
たっくん
なに
たべてるの？
たまごやきと
ハンバーグ
たべる？
ぼく
ごはんと
おかししか
たべられない…
えっ!?
だけ!?
うちの
おかあさん
いってたん
だけど

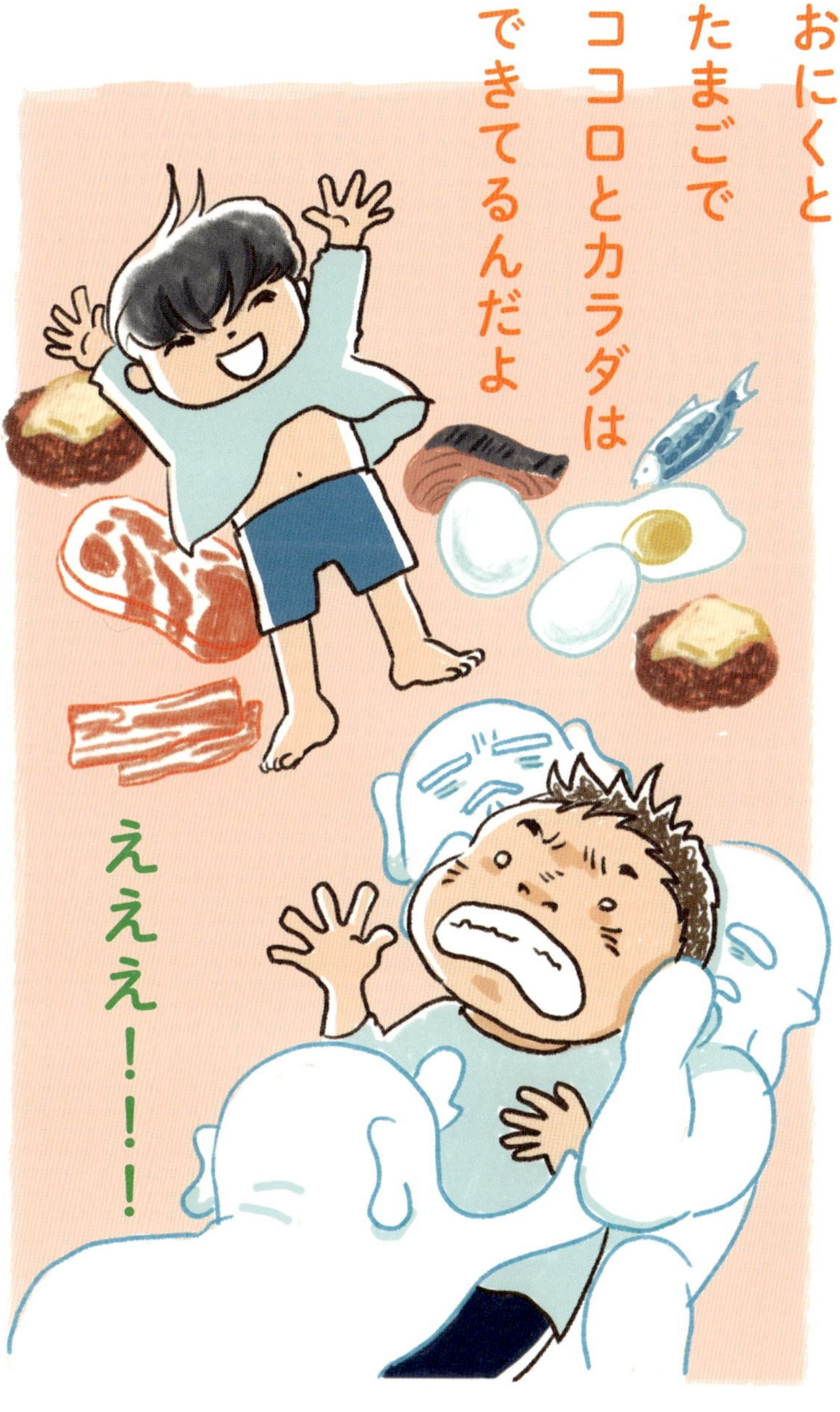
おにくとたまごでココロとカラダはできてるんだよ
えええ!!!

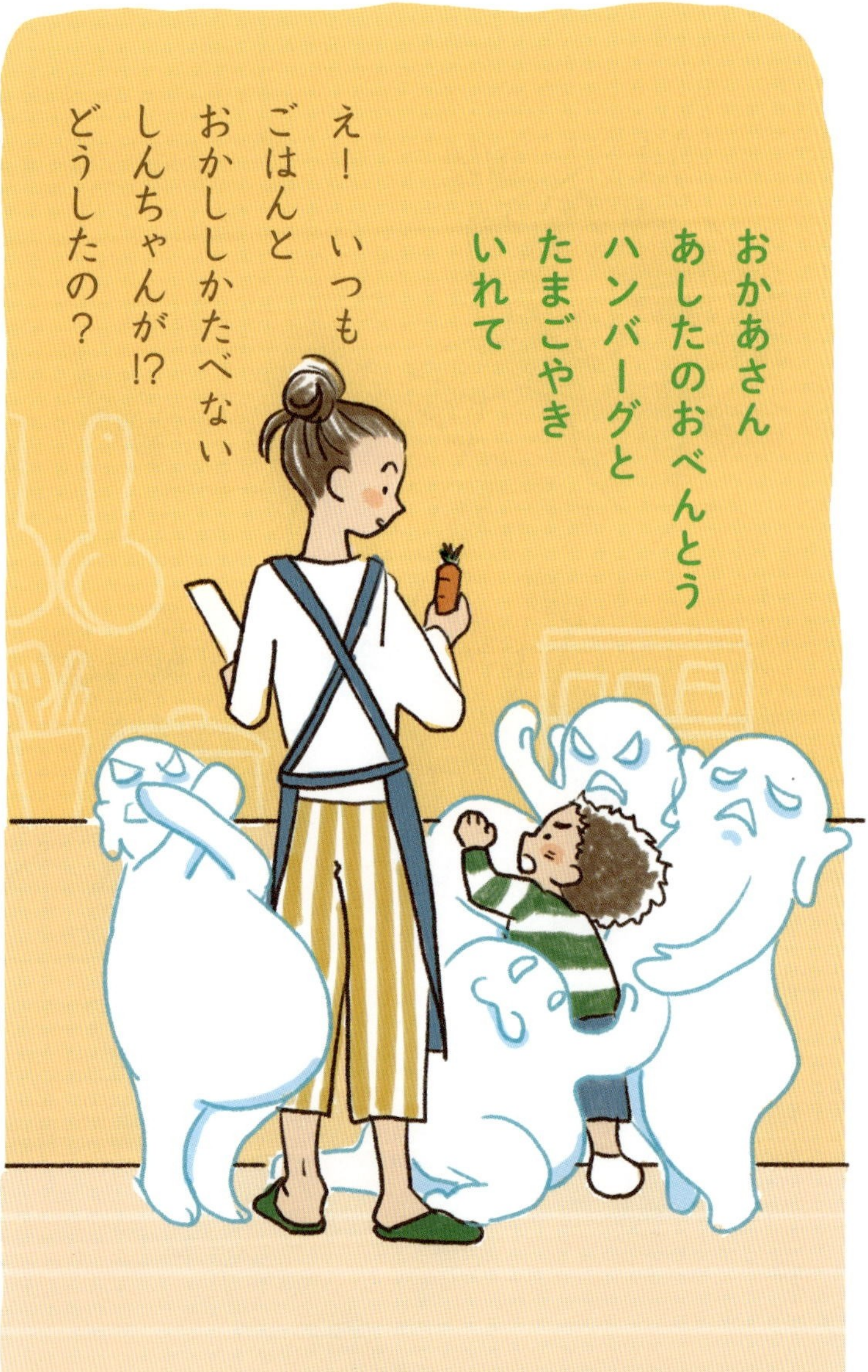
おかあさん
あしたのおべんとう
ハンバーグと
たまごやき
いれて
え！　いつも
ごはんと
おかししかたべない
しんちゃんが!?
どうしたの？

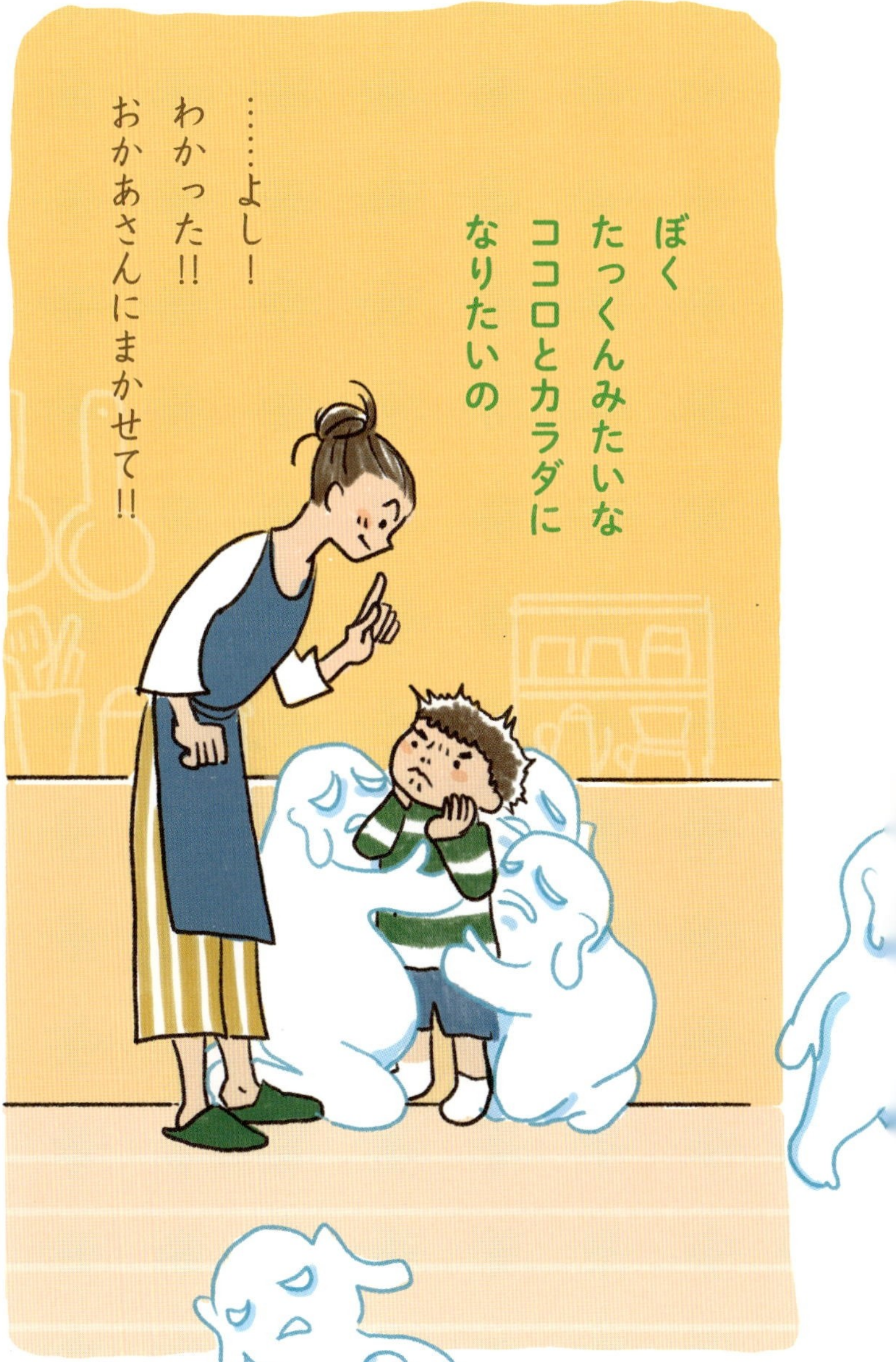
ぼく
たっくんみたいな
ココロとカラダに
なりたいの
……よし！
わかった!!
おかあさんにまかせて!!

おにくも
たべるよ

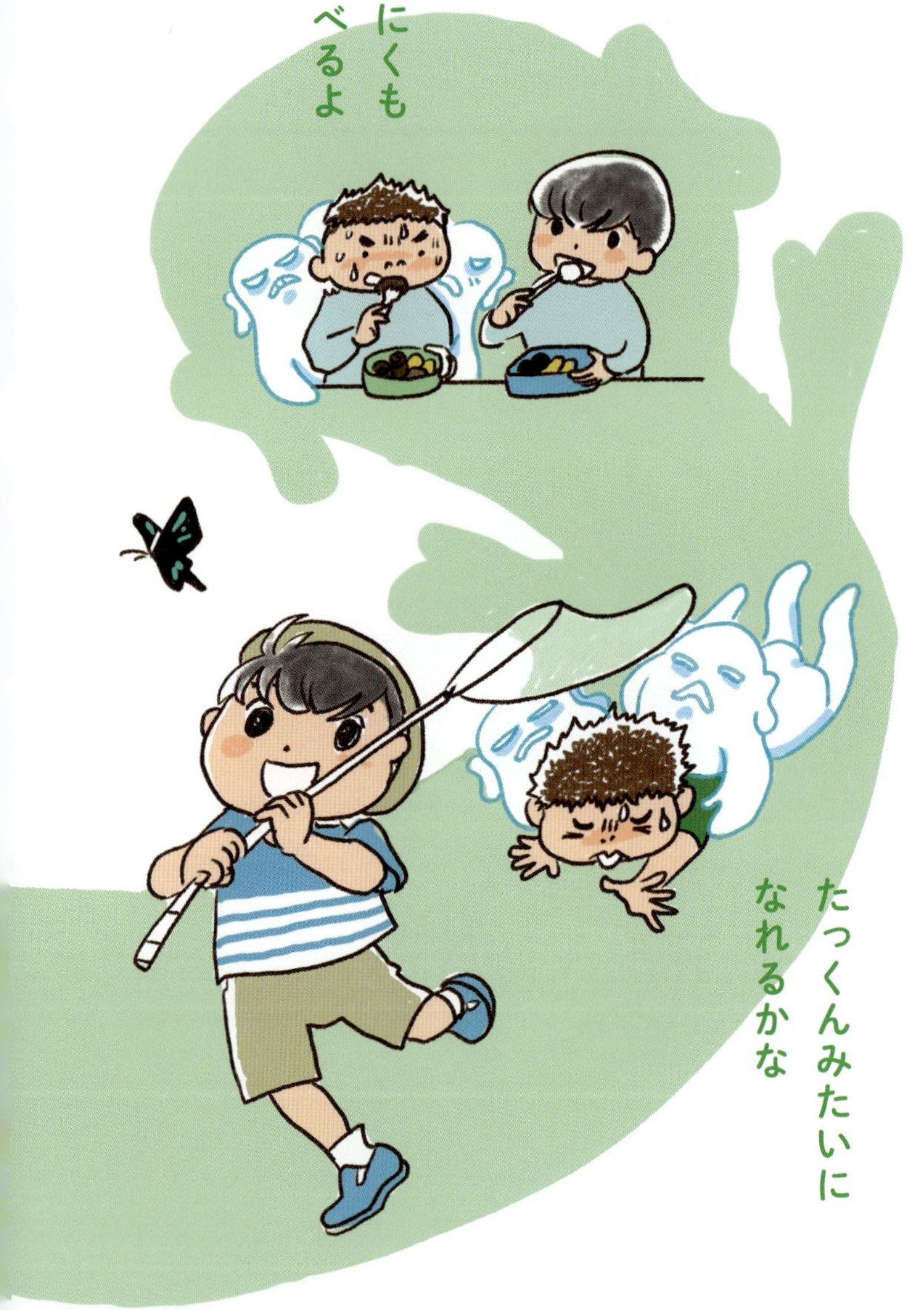

たっくんみたいに
なれるかな

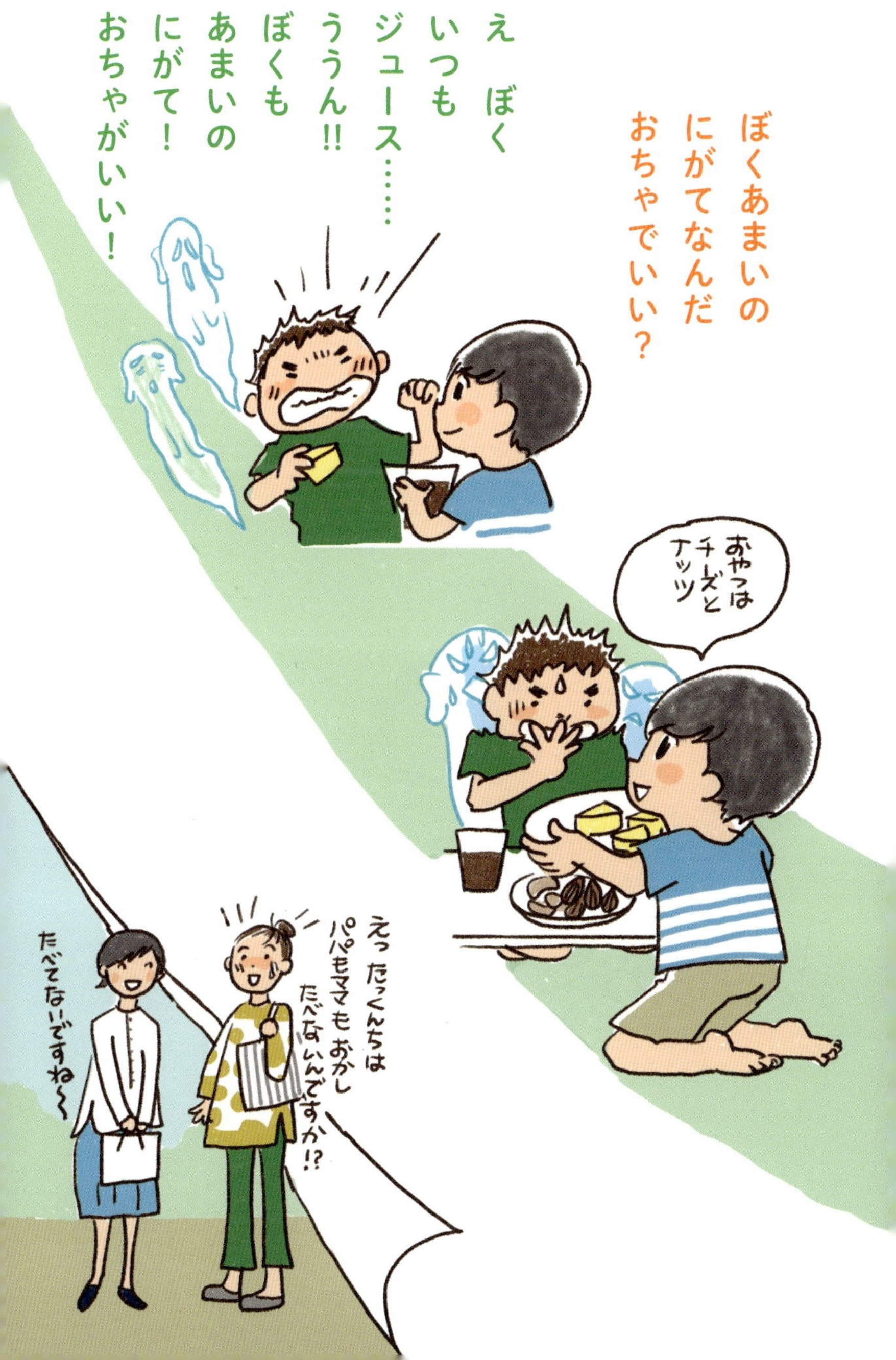
ぼくあまいの
にがてなんだ
おちゃでいい？
え ぼく
いつも
ジュース……
ううん!!
ぼくも
あまいの
にがて！
おちゃがいい！
おやつは
チーズと
ナッツ
えっ たっくんちは
パパもママも おかし
たべないんですか!?
たべてないですね〜

そうしたら——あれ？
ココロもカラダも
もうむずむずしない！
いらいらもしない

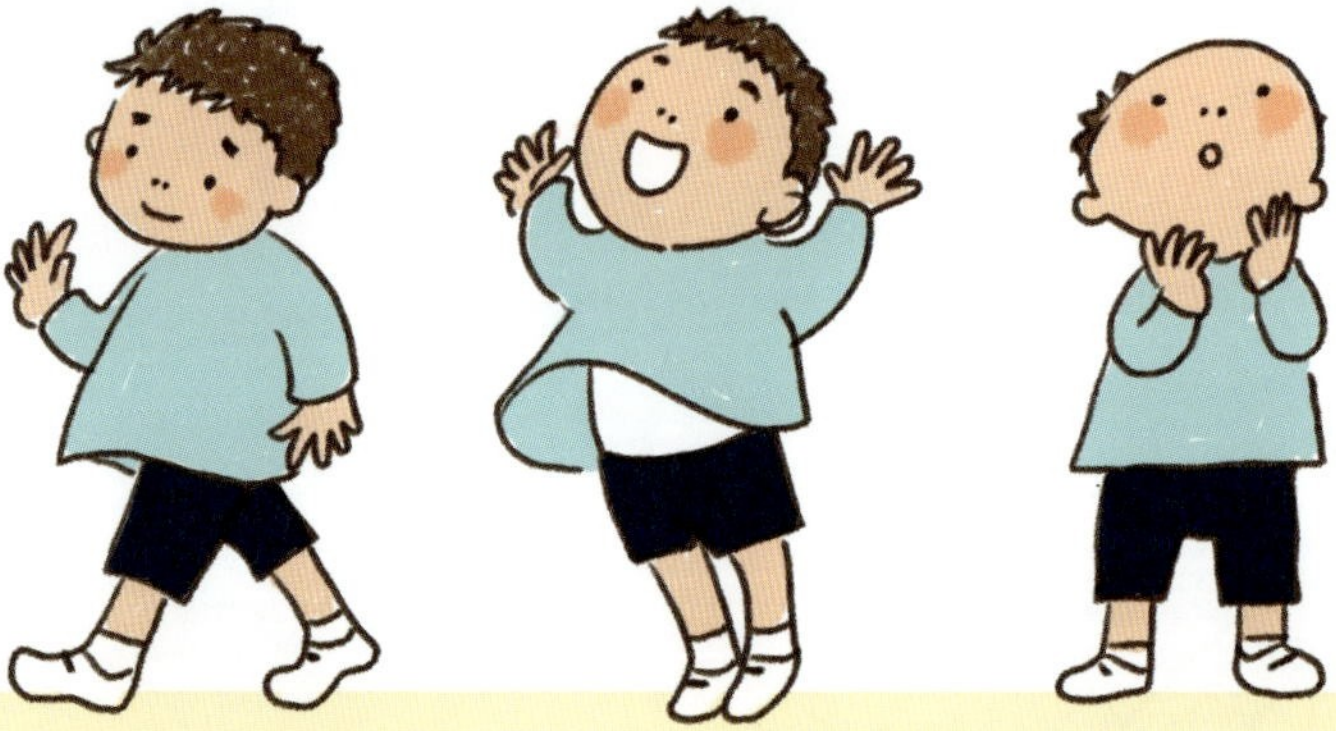

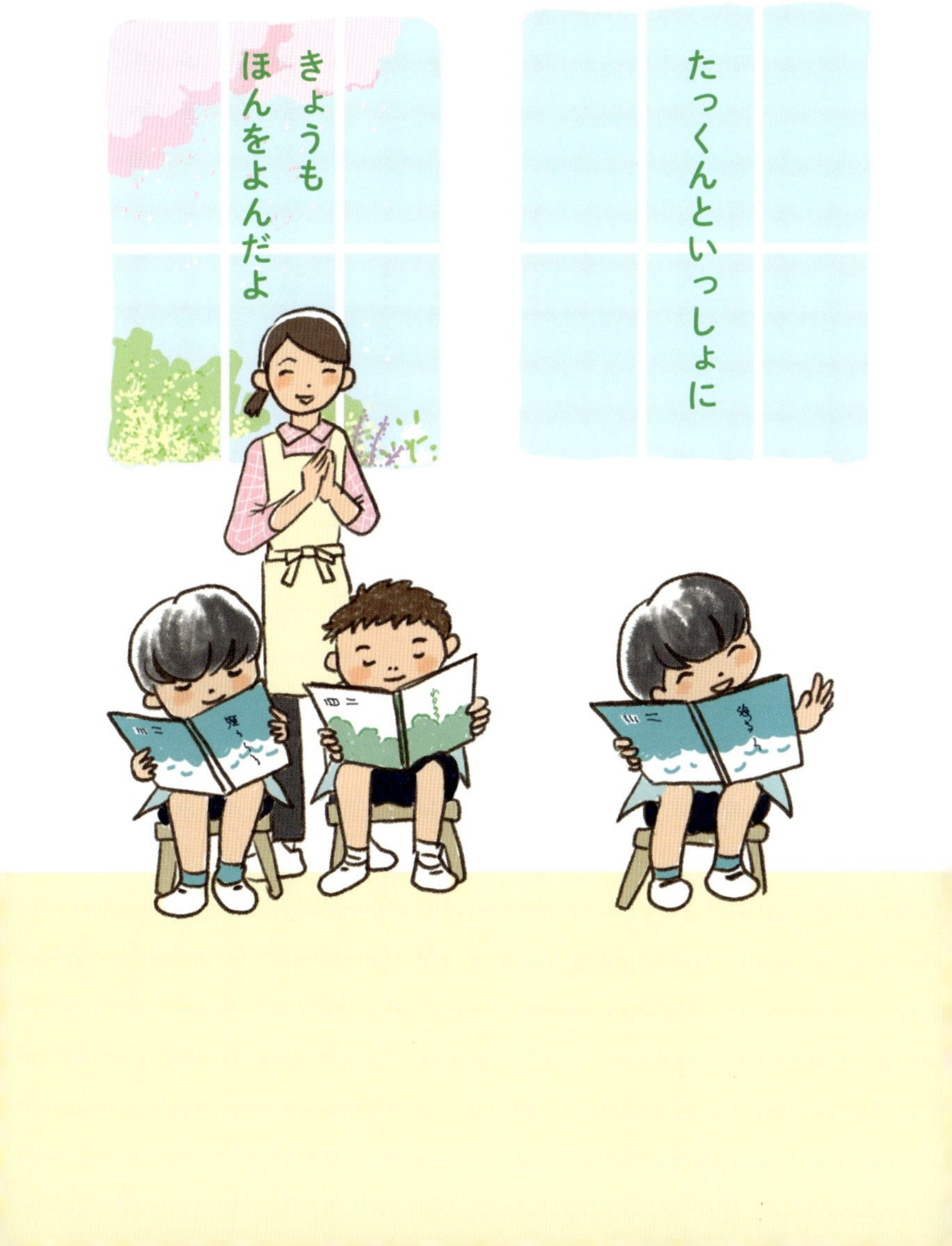

たっくんといっしょに
きょうも
ほんをよんだよ

はじめに

この本は「子どもの発達」に「困り感」を抱きながらも、とにかく毎日を必死に、がんばり続けている「お母さん」「お父さん」に向けた一冊です。

冒頭のお話のしんちゃんのように、原因のはっきりしないお子さんの問題行動や発達障害に悩まされている、親御さんのために記しました。

育児に忙しい中で、せっかく手に取ってくださったのだから、もうここで核心に迫ります。知ってください。発達障害は医師に頼らなくても、ましてや薬に頼らなくても、良くなるということを。家庭における食事の質を見直すことで、どんどん変化していくのです。

「栄養バランスには結構、気を使っていますけど……」
「うちのご飯は、できる限りヘルシー食を心掛けています」

「仕事に育児に毎日ヘトヘト。手のこんだ料理なんて、無理！」

……といった声が聞こえてきそうですが、私が言うところの「食事の質」というのは、ちまたでよくいわれる「栄養バランス」とも「ヘルシー食」とも「手のこんだ料理」とも、違います。

ポイントは2つ。できる範囲の糖質制限と鉄・タンパク質の十分量摂取です。摂取は、食事に限りません。積極的にプロテインとサプリメントを使用することをおすすめしています。**糖質を減らして鉄とタンパク質を増やすだけで、子どもの問題行動が減って、お母さんに笑顔が増え、自然と家族が元気になり、家庭に笑顔が増えていくのです。**

発達障害は「障害」なのだから、良くなるはずがない。それも食事を見直すだけで、なんて信じられない。多くの親御さんが、初めはそのような反応をします。しかし、実際に多くの親子が食事療法で改善を実感しているのです。

ごあいさつが遅くなりました。私は広島県で「ふじかわ心療内科クリニック」を開院している精神科の医師です。クリニックでは、主に気分障害や不安障害、睡眠障害といった心の病気に悩む患者さんに対して、栄養療法を中心とした治療に当たっています。

うちの子の症状とは違うかな……と本を閉じるのは、少々お待ちください。心の病に関することは、前著『薬に頼らずうつを治す方法』（小社刊）に任せるとして、今回は、うつに対する治療を続けていく中で見えてきた「質的栄養失調が心身の健康を損ねる」という因果関係が、子どもの発達に対してもまったく同じことがいえるということを、お母さん、お父さんにお伝えしたいのです。

本書に興味を持ってくださった背景こそ違えど、愛するわが子への「発達障害」

「問題行動」という診断、そして薬の処方・服用に対する葛藤は、おそらく共通の思いなのではないでしょうか。

幼稚園や保育園のときは「ちょっと落ち着きはないけれど、元気が有り余っているのよね」と、温かな目に見守られていたはずが……。

小学校に入学するや「椅子に座っていることができなくて、授業の妨げになるので」と、専門施設への相談を勧められる。知能検査の結果次第では医療機関での診察へと進む。診断が下されると同時に「困ったことがありましたら、また受診してください」と、薬を手渡されて終了。

薬を飲むしかないの？　他に何かできないの？　そもそも薬で治るの？

そうした親御さんの困惑は当然です。けれども、それらの問いに病院側が明確な答えを出すことは、ありません。というより、できないのです。なぜなら、人の体と病気以外の知識は医師の専門外だから。意外に思われるかもしれませんが、医学部の6年間において栄養学を学ぶ機会はまったくありません。

だからといって、病院での診察や薬の処方がまったくの無意味とは考えていません。実際に私のクリニックでも、治療において必要と判断した場合には、薬を処方しています。

ただし、詳しくは後述しますが、注意欠陥・多動性障害（ADHD）などの発達障害の子どもに対して薬を使うべきではないと考えています。

お子さんの行動は、次の項目に当てはまらないでしょうか。

- じっとしていられない
- 朝、起きられない
- 極端な偏食がある（もしくは、食が細い）

- 疲れやすい
- 風邪をひきやすい
- いつも何かにもたれたり、すぐ横になりたがる
- 姿勢が悪い（体幹がしっかりしていない）
- 乳児期に首の据わりや歩行が遅かった
- 言葉が遅い（もしくは、遅かった）

当てはまるようならば、ひとまず栄養の改善が先決です。小さな体に薬を与え続けることへの違和感を覚えているのなら、なおさらです。

「薬に頼る」その前に、親御さんだからこそできることを、これから本書でお伝えしていきます。

目次

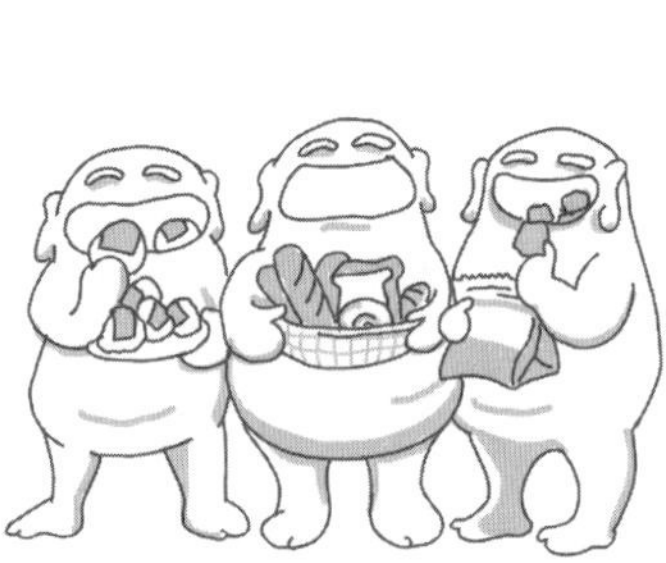

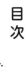

第1章 栄養が足りない子どもたち

第2章

マンガで分かる問題行動を治す方法

第1章

栄養が足りない子どもたち

子どもたちの発達障害や問題行動が
どんどん増えている背景には、
深刻な栄養失調が潜んでいます。
どんな栄養が足りないのか？
なぜ足りなくなってしまうのか？
栄養失調がなぜ問題行動に
つながるのかについて、
まずはお伝えしましょう。

発達障害が増え続けている

インターネットニュースや書籍などの見出しに「10人に1人は発達障害」とうたわれる昨今。実際のところは、どうなのでしょうか。

文部科学省が2012年に実施・発表した調査結果によると、全国（岩手、宮城、福島の3県を除く）の公立小・中学校の通常学級（通級）に在籍する児童生徒5万3882人（小学生3万5892人・中学生1万7990人）のうち、発達障害の可能性があるとされた人数は全体の6・5％にのぼるとされています。

この数字は専門家や医師による診断ではなく、対象となった学校の教師の判断によるものです。しかし結果から計算をしてみると、30人学級のうち、約2名が学習面や行動面において、何かしらの困り感を抱えて生活をしている可能性があるということになります。

同省は公立の小・中学校、義務教育学校および中等教育学校の前期課程を対象に「通級による指導実施状況調査」も実施しています。17年5月公表の「通級による指導を受けている児童生徒数の推移」を見ると、前年と比べて10・8％増加していることが分かります（16年9万8311人、17年10万8946人）。

障害種ごとに見ても、やはりそれぞれに増えています。言語障害768人、自閉症3691人、情緒障害2768人、学習障害（LD）2002人、注意欠陥多動性障害（ADHD）は1249人増。自閉症、LD、ADHDが調査対象となった06年と比較してみると、**自閉症は約5倍、LDは約12倍、ADHDは約11倍に増えていることが分かります。**

また、参考までに厚生労働省が14年10月に全国の病院および診療所を利用した患者を対象として実施し、12月に公表した「患者調査」の結果では、自閉症、アスペルガー症候群、LD、ADHDなどの患者の総数（推定値）は19万5000人となっています。

そもそも発達障害って何？

ここまで特に解説も入れずに「発達障害」という表現を用いてきましたが、そもそも発達障害とは一体何なのでしょうか。より詳しい内容に入っていく前に、お母さんを悩ませる発達障害の実態を明確にすべく、基礎知識とそれぞれの特性を整理しておきましょう。

発達障害とは、生まれつきの特性といわれています。脳の一部の発達に障害があり、子どもの発達の早い時期から症状が現れます。そして、発達過程そのものに大きな影響を与えるため、そのような名称で呼ばれています。

脳の発達が通常とは異なる部分があるため、学習面の理解が及ばなかったり人との関わり合いにおいて思考や行動にミスマッチが生じたり……と、障害を持つ本人たちは「生きづらさ」を感じ、その親御さんたちは「育てにくさ」を感じることが多い、とされています。

一方で、発達障害は優れた能力が発揮される場合もあります。皆さんも、著名人のカミングアウトを目や耳にしたことがあるのではないでしょうか。そういったアンバランスな様子が、周囲から理解されにくいという側面もあるのです。

このような特性があることで、発達障害は身体障害や知的障害、精神障害の狭間に置かれてしまう上に一般の理解が得られにくく、発見が遅れて必要な支援が届きにくい状態となっていましたが、日本では2005年に「発達障害者支援法」が施行され、発達障害は次のように定義されています。

「自閉症、アスペルガー症候群その他の広汎性発達障害、学習障害、注意欠陥多動性障害その他これに類する脳機能の障害であってその症状が通常低年齢において発現するものとして政令で定めるものをいう」

問題行動の裏に潜む「質的栄養失調」

それぞれが持つ障害特性については後述しますが、その中で社会生活に支障を来してしまうような行動のことを、本書では「問題行動」と呼んでいるわけです。

さあ、ここまでで基礎知識の共有はおしまいです。早速、本題へと入っていきましょう。要は、その問題行動の多くは、栄養の偏りを整える栄養療法で改善していくことができる、という話です。

ところで「質的栄養失調」という言葉を見たり聞いたりしたことはあるでしょうか。拙著『薬に頼らずうつを治す方法』を読んでくださった方であれば「あのことかな」と、ぴんとくると思います。そうでなければ、この飽食の時代に栄養失調だなんて……と、疑問に思うことでしょう。

おそらく皆さんが「栄養失調」と聞いて思い浮かべるのは、食べる絶対量が少ないが故に起きる「量的」栄養失調ではないでしょうか。極端に食の細い女性や、高齢者などに見られる症状です。飢餓に苦しむ発展途上国の子どもたちもそうです。

対して、必要量は満たされているけれど摂取している栄養素に偏りがあることで心身に不調が起こることを「質的栄養失調」といいます。食べる量に関係しないため、たとえ毎食おなかいっぱいになるまで食べていたとしても、たとえ肥満があろうとも、十二分に起こりうることなのです。

すでに子どもの問題行動に困り感を抱いている場合「起こりうる」ではなく「もうすでに起こっている」と言った方が、正しいのかもしれません。なぜなら、質的栄養失調とは、

「糖質過多＋タンパク質不足＋脂肪酸不足＋ビタミン不足＋ミネラル不足」

であり、現代人の一般的な家庭の食生活を見ていくと、この式にピッタリと当てはまるからです。

日本人の9割は「タンパク質」と「鉄」が足りない

そうはいっても、毎日バランスの良い食事を心掛けているお母さんからしたら「毎日、主菜にお肉やお魚を入れていても?」と、いまいちぴんとこないと思います。

タンパク質について少しお話をしましょう。

簡単にいうと、タンパク質とは体を作るのに欠かせない材料です。皮膚も髪も爪も、そして筋肉や血管や臓器も、主にタンパク質でできています。

それだけではありません。タンパク質は、血液中で栄養素を運んだり、体内の化学反応を仲介する代謝酵素になるなど、体の中のさまざまな場所でその役割を担っているのです。人間の体を構成する成分の約7割は水、約2割はタンパク質なのです。

食事などから摂取したタンパク質は、皮膚や骨では常に分解と合成を繰り返して代謝されていきます。肝臓では約2週間、筋肉では約180日でその半分が入れ替わります。つまりタンパク質の貯蔵庫は穴の開いたバケツのようなもので日々、十分な量を補給し続けなくてはなりません。タンパク質は体内に蓄えることができないので、毎日十分量の摂取が必要ということです。

「十分な量」とは「体重（キログラム）×1グラム」を指します。体重20キロのお子さんであれば、一日当たり20グラムのタンパク質が必要だということです。

当然、体重40キロなら40グラム、50キロなら50グラム……となるわけですが、成長期や何かスポーツをしている場合、病気からの回復には、1000分の1計算では足りません。「体重（キログラム）×1・5〜2グラム」を目安にタンパク質を摂取することが非常に重要です。

勘違いされる方も多いのでお伝えしておくと、食材そのものの分量＝含まれるタンパク質量ではありません。

タンパク質が不足する実態

タンパク質を多く含む食材の代表例である卵1個55グラム当たりのタンパク質量は7グラム、鶏肉は100グラム当たり18グラム。豚肉100グラムは12グラム、牛肉100グラムは15グラム、サンマ100グラムは19グラムです。

仮に、皆さんの体重が50キロだったとしましょう。一日50グラムのタンパク質を取るためには、何を食べたらよいのかというと、朝食に卵2個（タンパク質量14グラム）、昼食にサンマの塩焼き100グラム（タンパク質量19グラム）、夕食に鶏肉のステーキ100グラム（タンパク質量18グラム）を食べて、不足しないギリギリラインです。

普段の食生活を思い返して……次のようなことは当てはまりませんか？

・朝食を抜く、もしくはパンと牛乳とサラダとフルーツのみ

・休みの日の昼食はラーメン、うどん、焼きそば、パスタなど手軽な麺の一品料理
・夕食は、逆に野菜たっぷりのヘルシーメニューでバランスを取る

先に提示した一日50グラムのタンパク質を摂取する食事例と比較して、どうでしょうか。朝食を抜くのはさておいても、そして、昼食にサラダなどの野菜をプラスしていたとしても、日本人の「普通の食事」「バランス重視の食事」では、タンパク質は圧倒的に不足するということが分かります。

また、タンパク質には動物性と植物性とがあります。日本の食卓には、味噌や納豆や豆腐といった大豆（植物性タンパク質）を使った食材が多く登場するため、動物性タンパク質が不足しても補えていると思いがちです。

ところが、植物性タンパク質は動物性タンパク質と比べると、効率良く体の材料として吸収されないことが分かっています。このことは良質なタンパク質の指標となる「プロテインスコア」と一緒に詳しく後述します。

先述の各食品中のタンパク質量もこの「プロテインスコア」を基に算出しています。

鉄が不足する実態

質的栄養失調になることで子どもたちの心身にどのような影響を及ぼすのかというと、端的に言って精神が不安定になったり、問題行動を引き起こします。第1章の冒頭で紹介した発達障害が増えているという実態とリンクします。

鉄もタンパク質も、心を落ち着かせる「セロトニン」や喜びを感じさせる「ドーパミン」といった脳内の神経伝達物質を生成するために欠かせません。それらが不足すると、脳内の神経細胞間で行われる情報伝達に滞りが生じ、心を穏やかに保つことが難しくなってしまうのです。

実際に、当院を受診している患者さんや、そのお子さんで発達障害と診断された子どもの栄養状態を見るための血液検査を行うと「鉄・タンパク不足」という結果が、必ず出ます。偶然という言葉では収められません。

世界では鉄不足による問題への認知が進んでおり、対策も取られています。具体的には、アメリカでは小麦に、フィリピンでは米に、中国ではしょうゆに、東南アジア諸国ではナンプラーに、それぞれ鉄分を添加したものを販売することで鉄補給を促しているのです。

一方、日本はというと、鉄不足に関する問題に対する認知すら低い上に、そのような対策も取られていません。

もともと肉を食べる量が欧米諸国と比べて少ない上に、土壌に含まれるミネラルが減少傾向にあったり、調理器具の便利化が進み、鉄鍋や鉄瓶など鉄製品の使用頻度が激減したりといったことが、複合的に影響しています。

さらにはコンビニ食やスーパーのお総菜、加工食品の手軽さに頼り切ってしまうなど、さまざまな原因が重なって、ますます鉄を摂取しにくくなっているのが現状です。

「主食」の概念が生んだ糖質過多ニッポン

足りない栄養素がある反面、取り過ぎている栄養素があります。昨今、話題を集めている「糖質」です。この本を読んでいる皆さんのご家庭でも、ご飯やパン、あるいはそばやうどんといった糖質主体の主食が一日3回、毎日食卓に並んでいるのではないでしょうか。

「米は日本の主食でしょう！」
「一日3食は普通。なのに、取り過ぎなの!?」

といった声が聞こえてきそうです。だとしても、はっきり言います。今の日本は「糖質過多大国」といっても、過言ではありません。

肉を食べる量が少ない日本人は、タンパク質も鉄分も不足しやすいとお伝えしました。

卵が先か、にわとりが先か。タンパク質と鉄分とが欠乏していると、体はどんどん疲れを感じやすくなるため、すぐにエネルギーとして使われる糖質ばかりを欲するようになります。

よりによってコンビニのおにぎりも総菜パンも菓子パンも、街中でチェーン展開しているそばもうどんも丼ものも……糖質メインの食べ物は、どれも安価で手に入りやすい傾向にあるわけです。しかも、それだけで高い満足感を得ることができるから、肉や魚、卵などタンパク質を主体とするおかずも不要。

欲を満たすための条件があまりに整い過ぎているため、一度このスパイラルにハマってしまうとなかなか抜け出すのが難しく、知らず知らず糖質過多のライフスタイルが日常となってしまうわけです。非常に簡単に「糖質依存症」に陥ります。

子どもの事情は、ここに「おやつ」が加わるため、さらに深刻です。

糖質まみれの子どもたち

糖質の存在そのものが悪、といっているわけではありません。その質と、摂取の量に問題があるのです。

控えるべきは、白砂糖や白米、小麦粉などの精製された「白い」糖質。特に子どもたちのおやつに必ずといっていいほど大量に使われている白砂糖は要注意です。

白砂糖が体の中に入ると血糖値が急上昇し、それを抑えるためにインスリンというホルモンが分泌されます。インスリンの分泌により血糖値は下がりますが、そのまま下がり続けると低血糖になってしまうため、今度は血糖値を上げようとする別のホルモンが分泌されるのです。

それらのホルモンを合成する際、アミノ酸とビタミンB群、そして亜鉛やマグネシウムといったミネラルがどんどん消費されていきます。

つまり、精製された糖質ばかりを取っていると、血糖値を上げるホルモンがたくさん必要になるため、ただでさえ不足しがちなビタミンB群やミネラルがどんどん消費され、枯渇してしまうのです。

朝も昼も、炭水化物中心の食事を取り、午後には白砂糖いっぱいのおやつを食べる。甘くておいしいお菓子の類は、ついつい手が伸びて食べ過ぎてしまうから気付いたときには、すでにおなかはいっぱいに……。

「お母さん、今日は夜ご飯要らない」と、これまで何度言われてきたでしょうか。そして、こう答えていませんか？「お菓子ばっかり食べるからよ！　食べやすくおにぎりにしてあげるから、それだけでも食べなさい」と。

今ならもう、気が付くはずです。こうした何げない日常の積み重ねが、子どもの体を糖質まみれにし、問題行動を引き起こしていることに――。

糖質過多が生命活動をおびやかす

ここまで子どもの問題行動の裏には「質的栄養失調」が隠れている、とお伝えしてきました。普通にバランス良く食べているつもりでも糖質過多に偏りがちなこと、タンパク質と鉄、ビタミンとミネラルが不足しがちなことについて、認識ができたかと思います。

では、ここからはその質的栄養失調を改善していくことの重要性について、理解を深めていただきたいと思います。そのために少し、心と体の土台となるエネルギー代謝の仕組みについて解説をしていきましょう。

「エネルギー代謝」とは、生きるために必要なエネルギーの出入りと変換のことです。よく「私たちの体は食べたものでできている」といわれますが、エネルギー代謝とは、まさに食べたものがエネルギーになる仕組みを指しています。そして、エネルギー代謝の目的は「ＡＴＰ」を産生することにあります。

ＡＴＰとは「アデノシン三リン酸」（Adenosine Triphosphate）という物質です。体の中のエネルギーの貯蔵、供給、運搬全ての仲介役を担っているとても重要な存在です。

例えるならば、自動車におけるガソリン、機械における電気。私たちの体はＡＴＰなしで動くことはできません。手足を動かすのにも、物事を考えるのにも、食べたものを消化吸収するのにも、臓器を適切に働かすためにも、何をするにせよ、とにかくＡＴＰが必要なのです。

ところが、これまでの研究から「糖質過多＋タンパク質不足＋脂肪酸不足＋ビタミン不足＋ミネラル不足」の質的栄養失調状態が続くと、体内のエネルギー代謝がうまくいかないことが分かっています。つまり、生きていくために欠かすことができないはずのＡＴＰが不足に陥ってしまうのです。

体のエネルギー「ATP」産生の仕組み

ＡＴＰが不足すると、体の中のあらゆる箇所が滞りやすくなります。それはつまり、健康を損ねるということ。心の病気や慢性疾患、問題行動を招くことにもつながるわけですから、私たちは常日頃からＡＴＰが不足しないよう配慮していくことが、とても重要になってきます。

では、ＡＴＰを十分に作り出すためには、どのようなことに留意して、何を積極的に摂取すればよいのか？　について説明しましょう。専門的で難しい内容になりますが、ここで正しく理解しておくことは、生涯、自分自身とお子さんの健康を維持していくための重要な資産になるはずです。ぜひ頭に入れておいてほしいと思います。

先に答え合わせをしてしまうと、糖質を制限してタンパク質と鉄を十分量摂取すると、ＡＴＰを作る回路が中古のディーゼルエンジンから、最新型のハイブリッドエンジンに変わり、体も心も劇的に元気になる、ということです。
糖質制限前後では、エネルギー産生能力が最大で65倍と、劇的に跳ね上がるのです。
では、その詳細についてお伝えしていきましょう。

ＡＴＰを作るためには、グルコース（ブドウ糖）と脂肪酸という2つの材料が必要です。そしてグルコースからＡＴＰを作るための回路は、「嫌気性解糖」と「好気性解糖」の2種類があります。使われている漢字の通り、嫌気性は「酸素を使わない」回路、好気性は「酸素を使う」回路、という意味です。一方、脂肪酸からＡＴＰをつくる回路は「ベータ酸化」といいます。

嫌気性解糖はグルコースだけを材料とした、性能の低い中古のディーゼルエンジンのような回路。そして、脂肪酸とグルコースの2つを材料とする「ベータ酸化＋好気性解糖」は、最新型のハイブリッドエンジンのような超高性能な回路です。

それぞれの回路が材料をどのように変換させながらＡＴＰを生み出すのかについては、まずは次ページの図を参照してください。

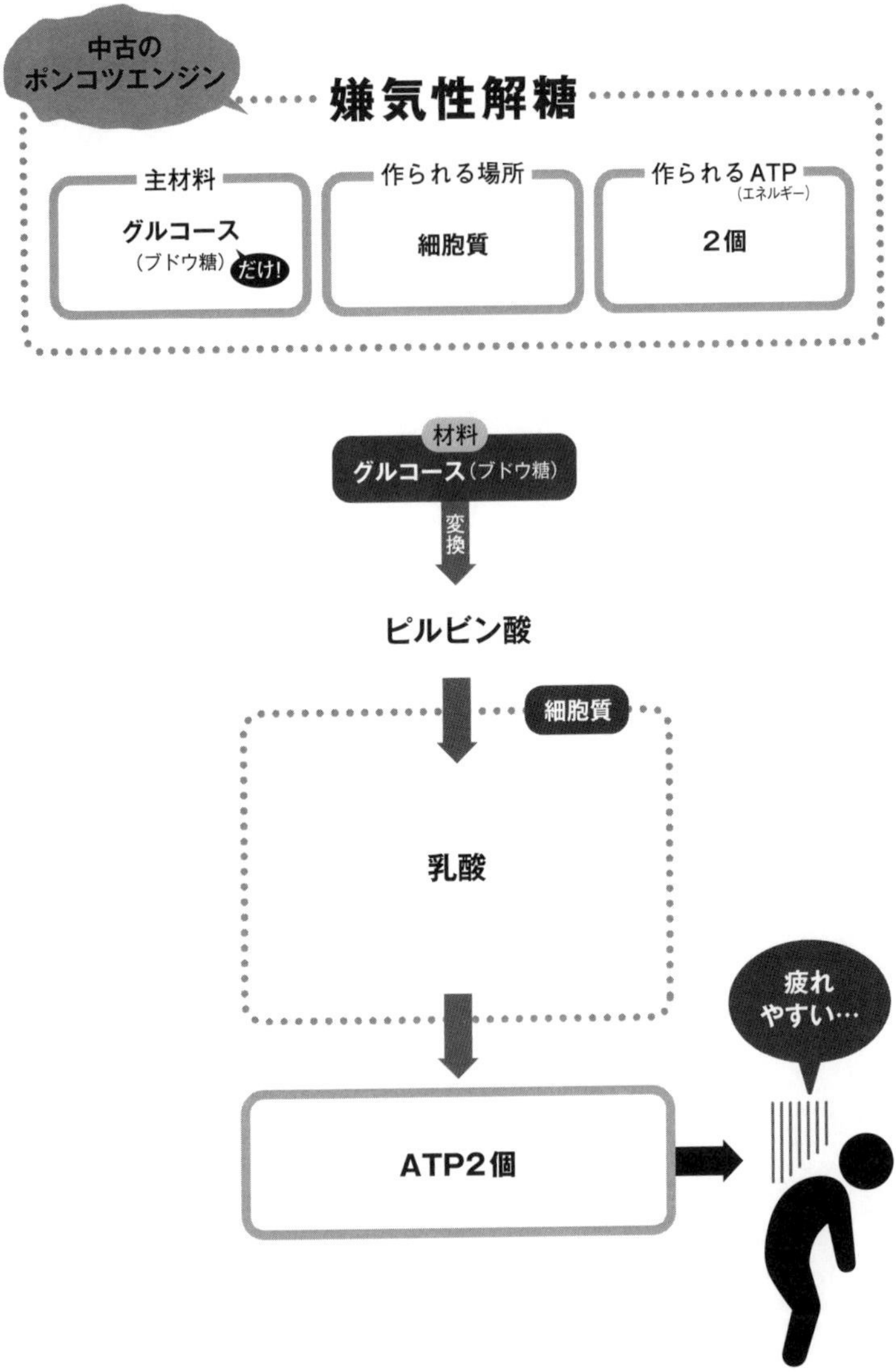
中古の
ポンコツエンジン
嫌気性解糖
主材料
グルコース
（ブドウ糖）
だけ！
作られる場所
細胞質
作られるATP
（エネルギー）
2個
材料
グルコース（ブドウ糖）
変換
ピルビン酸
細胞質
乳酸
ATP2個
疲れ
やすい…

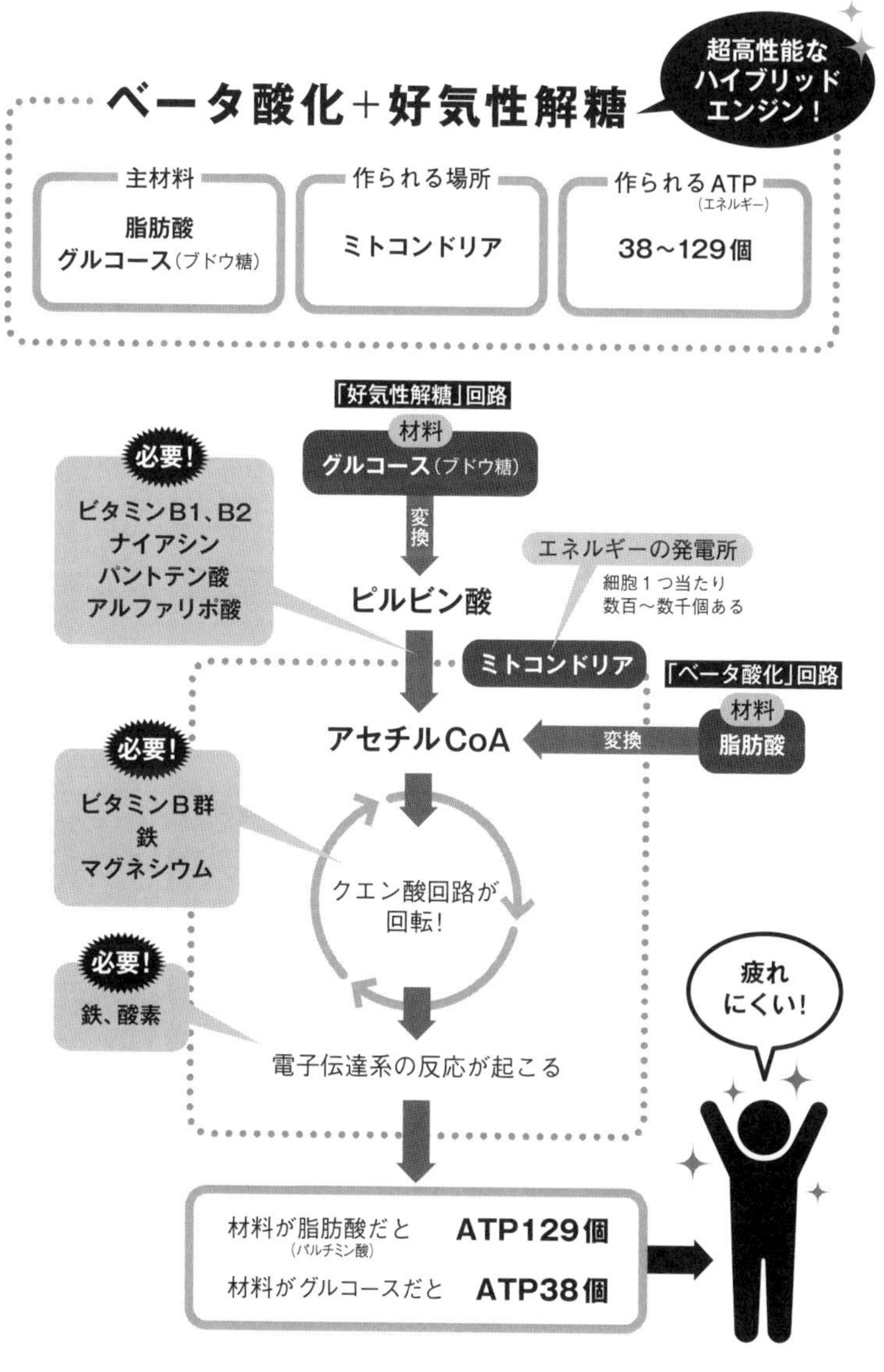
ベータ酸化＋好気性解糖
超高性能なハイブリッドエンジン！
主材料
脂肪酸
グルコース（ブドウ糖）
作られる場所
ミトコンドリア
作られるATP（エネルギー）
38～129個
「好気性解糖」回路
材料
グルコース（ブドウ糖）
変換
ピルビン酸
必要！
ビタミンB1、B2
ナイアシン
パントテン酸
アルファリポ酸
エネルギーの発電所
細胞１つ当たり
数百～数千個ある
ミトコンドリア
「ベータ酸化」回路
材料
脂肪酸
変換
アセチルCoA
必要！
ビタミンB群
鉄
マグネシウム
クエン酸回路が回転！
必要！
鉄、酸素
電子伝達系の反応が起こる
材料が脂肪酸（パルチミン酸）だと ATP129個
材料がグルコースだと ATP38個
疲れにくい！

前ページの図の通り、２つの回路の特徴をまとめると次のようになります。

■嫌気性解糖

①グルコース（ブドウ糖）をピルビン酸などの有機酸に分解（解糖）→グルコース１分子から、ＡＴＰがたったの２つしか作られない。

②代謝の過程で酸素は使わないが、ビタミン、ミネラルを大量に消費する。材料は糖質だけ→糖質依存になりやすい。

③エネルギー不足になりやすく、疲れやすい、代謝が滞る、手足が冷たくなるなどの症状が出やすくなる。

■ベータ酸化＋好気性解糖

①グルコースからピルビン酸が作られた後、アセチルＣｏＡになり、ミトコンドリアのクエン酸回路に直接入る。ＡＴＰはグルコースからは38個作られる。脂肪酸からはアセチルＣｏＡが作られ、ＡＴＰが１２９個作られる。

②代謝の過程で酸素や補酵素となる鉄、ビタミンが必要。
③エネルギーが十分に産生されて元気になる、代謝が良くなる、体温が上がるなど体調が改善される。

2つのエンジンの性能の違いは歴然ですね。誰もが高性能なハイブリッドエンジンである、ベータ酸化＋好気性解糖が働く体になりたいと思います。

糖質を嫌気性解糖メインの代謝から、ベータ酸化＋好気性解糖の代謝へスイッチさせることが、最も重要なことになります。

その高性能なハイブリッドエンジンを働かせるためには、次のような条件がありま す。

[条件1]タンパク質を十分に取ること

高性能なエネルギー産生の工場であるミトコンドリアは、タンパク質でできています。つまり、タンパク質が足りないと、工場の機能は低下し、エネルギー産生能力もダウンするため、十分な摂取が必要です。

問題行動のある子どもさんだけでなく、月経のあるお母さんもたいていの場合はタンパク質が不足しているので、迅速かつ十分に、確実に体にタンパク質を満たすため、私はプロテインを飲むように指導しています。

［条件❷］糖質を控える

糖質ばかり取っていると、糖質を主材料とした嫌気性解糖ばかりが働いてしまいます。また、糖質を過剰に摂取すると、好気性解糖に必要なビタミンやミネラルを浪費してしまうことにもなるため、まずは糖質を控えることが大前提です。

［条件❸］鉄を十分量取ること

57ページの図の通り、鉄はクエン酸回路機能にも、電子伝達系機能にも必要な最重要の栄養素。たとえ糖質を控えても、鉄がなければ回路は働きません。

鉄分は食事から十分な量を取ることが難しい微量栄養素なため、体に十分量の鉄を満たすために、治療には吸収の良いキレート鉄のサプリメントを使っています。月経のあるお母さんたちは、鉄・タンパク不足が深刻なことが多いので、特に必要です。

[条件4]補酵素となるビタミンを取ること

ベータ酸化+好気性解糖を働かせるためには、複数種類のビタミンが必要です。ビタミンB群は、ピルビン酸からアセチルCoAへの代謝やクエン酸回路機能を助けています。ビタミンCは脂肪酸をミトコンドリアへ取り込むときの補酵素として働きます。強力な抗酸化作用を持つビタミンEは、体内の酸化を防ぐことで酸素やビタミン、ミネラルの吸収障害を予防し、BやCの効果を強める働きを持ちます。

これらの栄養素は食事から取ることが基本ですが、質的栄養失調を速やかに改善させるために、私は197ページのようなビタミンのサプリを使うことも推奨しています。鉄、ビタミンB、C、Eの4種類のサプリを合わせて、私は「ATPブースト(エネルギー激増)セット」と名付けて、患者さんたちへ紹介しています。当院では、血液検査で栄養状態や体調を確認しながら、必要に応じてこれらのサプリの摂取量を調節しています。

［条件５］脂肪酸摂取を増やす

ベータ酸化の主材料は、脂肪酸です。材料がないとエネルギーが生まれないので、卵や肉、チーズ、バター、ラード、生クリーム、ＭＣＴオイルなどの良質な脂肪をしっかり食べることが必要です。

ハイブリッドエンジンにスイッチする条件

脂肪を増やす
チーズ、バター、
生クリーム（無糖）を取る

糖質を控える
白砂糖は取らない
主食はこれまでの半分

鉄と
ビタミン
を取る

先生
おすすめ

ATPブーストセット
◎ビタミンB
◎ビタミンE
◎ビタミンC
◎鉄

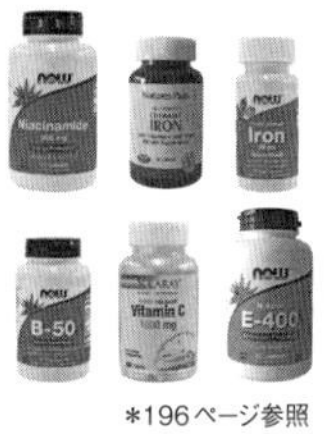

＊196ページ参照

好気性
解糖

肉、魚、卵
など動物性
タンパク質を
しっかり取る

鉄の指標
フェリチン
100以上
＊100ページ参照

タンパク質の指標
BUN（尿素窒素）
20以上
＊102ページ参照

「バランス良く食べる」が一番ヤバい

いつの時代も、お母さんたちは「栄養バランス」という言葉にとても敏感です。家族の健康を思ってのこと……というのは分かるのですが、ここでいう「バランス」とは、いったいどこからきている概念なのでしょうか。

おそらく、思考の原点は小学校で習った家庭科の授業でしょう。実際、教科書にどのような図表が出ていたかは、それぞれの時代によって異なると思いますが、現在よく出回っているのは、コマのかたちを模した「栄養バランスガイド」(厚生労働省・農林水産省決定)です(左ページ参照)。

上から順に「主食→副菜→主菜→牛乳・乳製品・果物」となっており、食べる量がコマのかたちで、「上にあるグループほどしっかり食べるといいバランスの食事になります」という解釈の仕方を伝えています。

国が推奨する「栄養バランスガイド」

（厚生労働省・農林水産省決定）

最も多く取るべきは主食、次に野菜類というガイドがされており、主菜（タンパク質）は優先順位が低い扱いになっている。

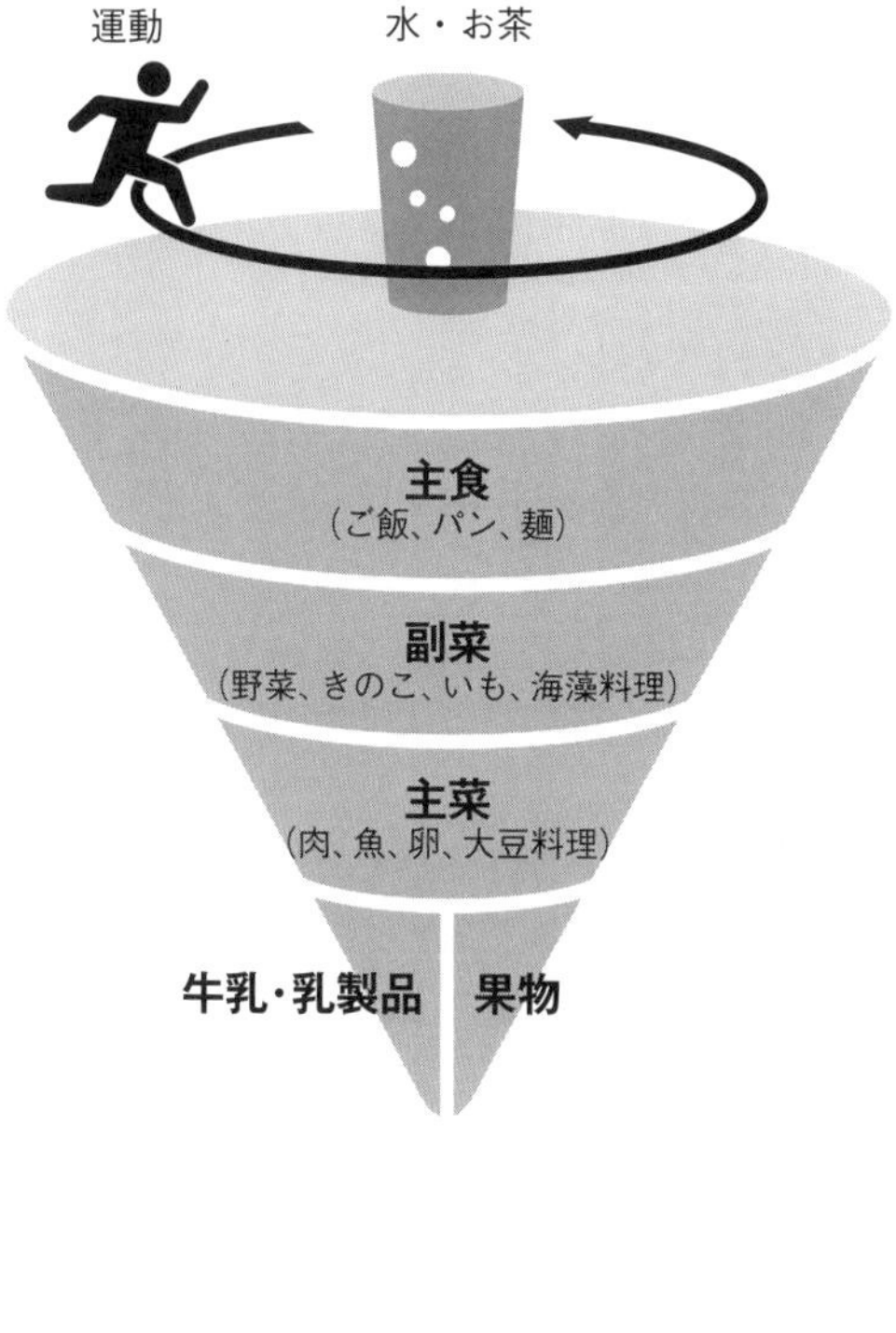

最上段を陣取っているのは、主食。つまりは「ご飯」をたっぷり取りなさい、というたっているのです。

同様の内容を数値に落とし込んだデータ（日本人の食事摂取基準２０１５年版・左ページ）を見ると、主食である炭水化物のエネルギー比率の目標値は、50～65％と半分以上！　しかも、現状ではいずれの年代でも摂取割合がこの範囲内にあります。

なぜ、その比率をもって「良いバランス」と定めたのかが不思議でならず調べたところ、これといった根拠はありませんでした。

強いて言うならば、昔からそうしてきたから。あるいは、ブドウ糖しかエネルギー源として利用できない組織があるから（解説済みですが、脂肪酸で賄うことができます）。あるいは、米は日本の気候・風土に適しており、自給可能な作物が故に、国産米を積極的に消費することで食料の安定供給を図るために推進するなど、栄養学の視点は一切反映されていなかったのです。

子どもの食事において重要なポイントは、「バランス」ではありません。「タンパク質の絶対量」です。

国が推奨する「エネルギー産生栄養素バランス」

（%エネルギー）

目標量（中央値）（男女共通）				
年齢など	タンパク質	脂質		炭水化物
			飽和脂肪酸	
0～11（月）	—	—	—	—
1～17（歳）	13～20（16.5）	20～30（25）	—	**50～65（57.5）**
18～69（歳）	13～20（16.5）	20～30（25）	7以下	**50～65（57.5）**
70以上（歳）	13～20（16.5）	20～30（25）	7以下	**50～65（57.5）**

（厚生労働省「日本人の食事摂取基準2015年版」）

国の推奨する食事バランスは、炭水化物が全体の半分以上を占めている。

子どもの質的栄養失調の起点は母親

子どもに問題があるのは、親の責任だ！　と責めるわけではありません。
しかし、ここから先、子どもの問題行動を改善に導くためには、まず「何をどのように変えていくか」を明確にしていく必要があります。その**第一歩が、お母さんの栄養状態を改善することにあるのです。**その理由をお話ししていきましょう。

子どもの食事というのは、基本的には各家庭でお母さん（あるいは、お父さん）が用意したもので成り立っていますね。つまり、**これまでの話で自分の子どもに質的栄養失調があるかもしれないな、と感じた場合には、同じものを食べている自分自身の体にも同じようなことが起こっていると考えて、間違いないのです。**

特にお母さんたちは、ほぼ全員が鉄・タンパク不足と考えていいでしょう。

なぜ、そう言い切れるのかというと「お母さん」ということは（例外を除き）月経・妊娠・出産といった、鉄とタンパク質を大量に失うプロセスを踏んでいるからです。10代から始まる月経。毎月、一定量の血液＝鉄分を排出しているにもかかわらず、補給を心掛けている人は、ほぼ皆無。その状態で妊娠を迎えます。

鉄は、全身に酸素を運んで二酸化炭素を回収する赤血球の材料になる他にも、神経伝達物質やホルモンの働き、エネルギー代謝で大切な役割を担っているとすでにお伝えしました。つまり、胎児の器官形成に不可欠なのです。その鉄をどこから手に入れるの？　というと、母体しかありません。

妊娠期は、多量の鉄分が胎児に移行します。お母さんと胎児をつなぐ、臍帯血のフェリチン値が、出生時で200近くあることからも、明らかです。さらに出産でもかなりの量が消費され、産後に重度の鉄不足に陥ってしまいますし、そもそもの鉄分量が少ないと、妊娠途中から母体の鉄は枯渇。胎児の神経発達に影響を及ぼします。

さらに、**鉄不足の人は一様にタンパク質不足&糖質過多の傾向にあるため、共に暮らす子どもにも偏りが生じ、発達障害が顕著になっていくのです。**

「かくれ貧血」にご用心！

この本を読んでいる方の中にも「自分は貧血だ」と認識をしている人は多くいるでしょう。しかし、それと同じくらい貧血であることに気付いていない「かくれ貧血」の方もいるはずです。というのも、一般的に健康診断などで貧血を判断するときには、血液中の「ヘモグロビン値」を見ます。ヘモグロビンとは「ヘム（鉄）」と「グロビン（タンパク質）」が結合した血液中の赤血球に存在するタンパク質のことです。

ところが、本当に鉄が不足していないかどうかを知るためには「フェリチン値」の測定が必要なのです。フェリチンとは、鉄分を貯蔵するタンパク質のことで、「貯蔵鉄」とも呼ばれます。ヘモグロビン値が正常の範囲内であっても、このフェリチンの数値が低いと体内の鉄分量は不足しているのです。例えてみれば、ヘモグロビンは現金、フェリチンは貯金です。貯金がゼロでは安心して生活できないのと同じように、フェリチンがない状態は、体にとって非常にリスクが大きい状態ということです。

日本では、女性のフェリチン基準値は5〜157ng／gとされています。しかし、私は「5」という下限値は、あまりに低過ぎると考えています。欧米ではフェリチン値が100を下回った時点で、鉄不足と見なされます。そして40に満たない場合は、医師から妊娠を控えるよう指導されます。

参考までに、当クリニックを訪れる女性患者さんのデータ（2014年）を紹介します。15〜50歳の女性217人、初診時の測定結果です。

最も多かったのがフェリチン値10ng／g以下の87人で、全体の40・1％です。次点が11〜30ng／gで79人（36・4％）。31ng／g以上の人は、51人（23・5％）でした。

厚生労働省が発表している「平成20年国民健康・栄養調査」報告書にある「フェリチンの分布（性・年齢階級別）」を見ても、同様の割合で鉄不足が見られています。

15〜50歳とは、まさに月経開始・妊娠・出産の鉄分欠乏プロセスを踏む世代。私は平気、と思い込む前に、フェリチン値の測定を、ぜひ。

産後に性格が変わるのは「栄養が空っぽ」だから

「測定をするのはいいんだけど、鉄不足だっていう実感がないのよね……」というお母さんに、お尋ねします。出産をきっかけに自分の性格が変わったとは、思いませんか。

ずいぶん怒りっぽくなった？　子どもの言動のささいなことまで気になってしまう？　何はともあれ、とにかく夫が許せない？　はい。それらは全て、鉄分が足りていないために起こる症状です。

鉄が足りないと精神を安定させる神経伝達物質が作られにくくなるため、簡単にいうとキレやすくなります。職場など公共の場では、情動はあっても何とかセーブできるものの、家庭となると感情をストレートに表現してしまいがち。

子どもや夫が指示にすぐ従わなかったり、返事をしなかったり……。それだけで強く叱りつけてしまうのです。中には、手を出してしまう人もいるでしょう。
他にも次の症状がある場合、鉄不足を疑ってください。

- イライラしやすい
- ささいなことが気になる
- 疲れやすい
- 目まいや立ちくらみがする
- 朝、起きられない
- やたら糖質を欲する

子どもの質的栄養失調の起点は母親とお伝えしましたが、鉄不足の体は糖質を欲します。つまり、お母さんが鉄・タンパク不足の状態にあると、家の中にお菓子などの糖質が常備されやすくなるのです。子どもはあれば手を伸ばしますから、そうした日常の積み重ねによって質的栄養失調は続いていくのです。

発達期の子どもに「薬」を投与するリスク

子どもの問題行動が目立つようになると、学校などからの指摘を受けて医療機関を受診するケースが多いようですが、最近は、親御さんが発達障害を疑って自主的に行動に移すことも増えているそうです。

受診先で発達障害と診断を受けた後、一般的な対処法として行われることは「教育・療育的支援」と「薬物療法」の2つです。

ここで言及したいのは「薬物療法」に抱き続けている違和感についてです。

理由は2つ。1つ目は、ここまで述べてきた通り、発達障害の原因の大半は、鉄・タンパク不足のお母さんから引き継いでしまった質的栄養失調にあると考えているからです。早い段階で栄養療法を施せば、症状は改善に向かいます。

2つ目は、子どもに薬を投与するリスクです。薬物療法は、主に「ADHD」と呼ばれる「注意欠陥・多動性障害」の子どもに対して行われています。

用いられるのは、脳内の神経伝達物質を調整することで、症状をコントロールする「アトモキセチン」（商品名は、ストラテラ）や「塩酸メチルフェニデート」（商品名は、コンサータ）です。どちらも根本改善を促すのではなく、一時的に困り事を緩和するのみ。多動の子どもが薬によっておとなしくなったからといって「治った」わけではありません。**人によっては食欲不振や吐き気、頭痛、動悸、興奮、チック障害などの副作用を生じるばかりか、その実態は「覚せい剤」とほぼ同じです。**

ストラテラもコンサータも、ADHD治療への適用が取れている薬です。しかし、10年前には存在しなかった新薬であり、臨床試験は8週間、長期投与は1年間。つまり**5年、10年の長期投与のエビデンスは、まだないのです。**

発達期の子どもの体に、投与し続けたときの副作用はどうなってしまうのか。症状が一時的に緩和するからといって食欲不振を起こさせて、必要な栄養が入っていかない状態を作ってしまって本当にいいのでしょうか。

栄養を指導できる小児科医はいない

現代の医学には「先進国に住む人間の栄養は満たされている」という前提がありま す。それ故、医学教育の現場でも栄養学や食事指導はノータッチです。実際、私自身 も医学部で栄養学について学ぶことはありませんでした。

当クリニックで行っている、質的栄養失調を栄養療法で治し、発達障害を改善して いこうという取り組みは、当然ながらスタンダードではありません。皆さんやお子さ んが質的栄養失調に陥っていたとしても、受診先の医師からそうした指摘を受けたり、 どのようにして改善をしていけばよいかなどの助言を得ることは、まずないでしょう。

というよりも、質的栄養失調という問題そのものに気付くことがないと思います。 たどり着くための地図をもっていないのだから当然です。

もちろん、医師が食事の指導をすることもあります。

小児科の医師も、検診の折にお母さんやお子さんの栄養状態に触れることがあると思います。ただ、その内容に目を向けると結局は「質」ではなく「量」であったり「栄養バランス」に終始していることがほとんどです。

かくいう私も、かつてはそのような一般的な医師の一人でした。

しかし、理論に基づいた「分子栄養学」との出合いが、私を大きく変えたのです。

分子栄養学というのは、体と栄養素の関係を生化学的かつ分子生物学的に研究する栄養学の一分野であり、栄養素の不足が体に不調を引き起こすと考えます。

そして、今の医療の先にある新しい医療、誠に患者のためを考えた「完治」を目標とする医療に必要なのは、まさに分子栄養学であると確信しました。

大半の医師は論文にしか興味を抱かず次々に新たな見解を示していく一般書には目もくれないため、いつまでも新しい視点が得られない、というわけなのです。

栄養が空っぽの子どもに起こること ①

繰り返しになりますが、鉄は体の隅々に酸素を運び、二酸化炭素を回収する赤血球の材料になる他、神経伝達物質やホルモンの働き、エネルギー代謝にとって大切な役割を担っています。さらに「生きる力」そのものであるエネルギー代謝には、十分なビタミン・ミネラルとタンパク質が必要だというお話もしましたね。

こういった仕組み自体は、大人も子どもも同じです。しかし発達期にある子どもの体が質的栄養失調に陥ると、大人とは違う反応を示します。

先ほど妊娠期に母体の鉄が枯渇すると胎児の神経発達に影響を及ぼすと書きましたが、具体的には脳などの中枢神経系の発達に滞りが生じます。その影響がどのようなかたちで表出するのか、以下に代表例をまとめました。

- 乳幼児の場合、首の据わりが遅い
- 体重がなかなか増えない
- 歩けるようになるのが遅い
- 言葉が出るのが遅い
- 身長の伸びが悪い
- かんしゃくを起こしやすく、いつもイライラ
- 何をするにも無気力
- 落ち着きがない
- 体幹が弱く、姿勢が悪い
- 朝起きられず、日中にすぐ眠ってしまう
- 頭が働かずにぼんやりとしている
- 風邪をひきやすい
- アトピーや花粉症などアレルギーがある

栄養が空っぽの子どもに起こること②

最近は「大人の発達障害」も高い関心を集めています。大人の場合にも、もちろん質的栄養失調が大きく関連してくるわけですが、ここでは原因ではなく、大人と子どもとでは起こることが違う点に触れておきましょう。

発達期を過ぎた大人の「滞り」は、神経系が完成した上で情報を伝え合う力が足りなくなるのに対し、子どもは発達期まっさかりですから、その「滞り」ももっと根本的な部分で起こるのです。神経系の発達が進まない、ということは、情報を伝え合うためのニューロンネットワーク自体が作られないということになります。

つまり、大人の発達障害がいわゆる交通渋滞だとしたら、子どもの発達障害はインフラそのものが整備されていない手付かずの状態というわけです。

質的栄養失調が子どもに与える影響には、次のようなものがあります。

〈問題行動〉

・起立性調節障害（OD）

・不登校

〈発達障害〉

・自閉スペクトラム症／自閉症スペクトラム障害／アスペルガー症候群（ASD）

・注意欠陥・多動性障害（ADHD）

・学習障害（LD）

どういった問題が起こるのか、どの程度の症状が出るのか、単発なのか併発なのか、それらは全て個体差によります。男児と女児とでも、障害によって発症のしやすさが違ったり、同じ分類でも現れる症状が異なったりします。

そのため、あくまで参考程度ではあるのですが、ここからは、それぞれの特性について解説をしていきたいと思います。

発達障害以外の問題行動

起立性調節障害（OD＝Orthostatic Dysregulation）

〈典型的特徴〉

朝、目が覚めても体がだる重く、起きようと思っても起きることができない。午前中いっぱい倦怠感が続いて、食欲もわかない。急に立ち上がると動悸がして、目の前がまっくらになったり白くかすんだりする。起立の状態で何かの作業をすると気分が悪くなり立っていられなくなる、倒れそうになる。ひどくなると失神を起こす場合も。

一般的な診察や血液検査では該当する異常を認めない場合に診断され、小学校高学年から中学生の特に女児に多く見られます。症状は午前中に集中して出やすく、なかなか起き上がることができません。一日ゴロゴロと過ごし、夕方になって元気が出てくるため、夜に寝付けなくなるケースが多いです。

不登校

〈典型的特徴〉

起立性調節障害の延長で不登校になるケースは少なくありません。一般社団法人日本小児心身医学会によると、不登校の約3～4割に起立性調節障害が併存するといいます。朝起きることが困難なため、決まった時間に登校ができない、登校できたとしても体がだるくて授業を受けることができず、早退を繰り返し、最終的には学校へ通うことができなくなります。

いじめや人間関係などの問題がなく、起床が困難だったり体力が極端になかったりする場合は、質的栄養失調による不登校である可能性が高いといえます。

残念なことに、こうしたケースでは親御さんや学校の先生から「だらしないから」「根性がないから」などと本人の性格に問題があるかのような誤解を受けることもあります。しかし、本人もどうにもならないほど体が弱っているだけ。栄養状態が改善すれば、問題なく登校できるようになります。

発達障害の分類とそれぞれの特性 ①

自閉スペクトラム症／自閉症スペクトラム障害（ＡＳＤ＝Autism Spectrum Disorder）

〈典型的特徴〉

言語発達の遅れ、不器用、コミュニケーションの障害、相互的な対人関係・社会性の障害、興味の偏り（こだわり）。柔軟な思考を持つことや変化に対処することが難しく、行動がパターン化することが多い。

当初のカテゴリは「広汎性発達障害（ＰＤＤ＝Pervasive Developmental Disorders）」でしたが、13年にアメリカの精神医学会が出版した『ＤＳＭ－５』（精神疾患の診断・統計マニュアル第５版）において、自閉症とアスペルガー症候群、その他の広汎性発達障害を含むＡＳＤに統合されました。

〈具体的に見られる行動〉

・視線を合わせるのが苦手で、話をしていても人の目を見ることが少ない。他の子どもへの関心が薄く、ひとり遊びが多い。人との関わり方が独特で、集団行動が難しい。

・言語の発達に遅れや、偏りがある。単語だけで話をしようとしたり、質問にオウム返しで答えたり、自分の話したいことしか口にしないために会話が一方的になりがち。意思の伝達方法として、乳児期に指差しをしなかったり、会話をしながらの身ぶり手ぶりをうまく使ったりすることができない。

・自分の好きなものや興味のあることに夢中になると没頭してしまい、気持ちを切り替えるのが難しい。毎日同じ洋服を着たがったり、同じ道順などにこだわったり柔軟に変えることができない。

・嗅覚や触覚、聴覚など特定の感覚が異常に過敏（もしくは、鈍感）。

・頻繁にクルクル回ったり、手をヒラヒラと動かしたりする。

発達障害の分類とそれぞれの特性 ②

注意欠陥・多動性障害（ADHD＝Attention-Deficit Hyperactivity Disorder）

〈典型的特徴〉

年齢や発達に見合わない多動・衝動性、または不注意の症状が見られる。7歳までに現れるといわれている。症状の現れ方はそれぞれで、程度によって多動・衝動性優勢型と不注意優勢型、混合型に分類される。

注意力が散漫であったり、うっかりミスを多発したりすることは、子どもであれば誰にでもあります。しかし、ＡＤＨＤは社会的な活動や学業など、日常に支障を来すほどの症状が見られるのです。それに対して、頻繁に叱られたり注意を受け続けたりすると、自信ややる気を失って思春期以降に心の病を合併することもあります。

〈**具体的に見られる行動**〉

- **多動・衝動性優勢型**　落ち着きがなく、授業中にもかかわらず立ち歩いたり、おしゃべりが止まらなかったりする。座っていても手足や体をモジモジと動かし続ける。自分の好きなものや興味のあるものを目の前にすると、興奮する。頭に浮かんだことは、すぐ口にする。順番待ちや我慢をするのが苦手で、ゲームや会話に割り込む。思い通りにいかないと、ささいなことでもカッとなりやすい。衝動を抑えられずに手や大声が出てしまうことがある。
- **不注意優勢型**　気が散りやすく、やるべきことを最後までやり遂げるのが難しい。うっかりミスや忘れ物、紛失が多い。整理整頓や、作業に取り組む際の段取りが苦手。
- **混合型**　忘れ物が多く、すぐに物をなくす。じっとしていることができずに、動き回って落ち着きがない。順番やルールを守るのが苦手。

※多動性、衝動性、不注意の現れ方の度合いは、人それぞれに異なる。

発達障害の分類とそれぞれの特性③

学習障害（LD＝Learning Disability）

〈典型的特徴〉

- 全般的な知的発達には問題はないものの「聞く」「話す」「読む」「書く」「計算」または「推論」するといった特定の分野における学習が極端に苦手な状態を指す。「読み」に困難がある「読字障害」、「書く」に困難がある「書字表出障害」、「計算・推論」に困難がある「算数障害」に分類される。
- LDは、それぞれの能力を要求される小学2～4年生ごろから成績不振が明らかになってきます。全体な知的発達に大きな問題がないだけに、周囲から単純な努力不足と判断されることも多く、頻繁に叱られたり注意を受け続けたりすることで、自尊心ややる気を失い、心に闇が生じていることもあるのです。

〈具体的に見られる行動〉

- 漢字などの書き取りは大得意だが、計算問題はまったくできないなど、能力に偏りがある。
- 本や教科書を読んでいる途中、自分が今どこを読んでいたのかが、突然分からなくなる。話のあらすじをつかんだり、まとめたりするのが苦手。
- 視覚からの情報を処理するのが不得意で、図形や似ている漢字、文字などが理解できない。
- 読み書きに人一倍パワーを使う。疲れやすく、頭痛を起こすことがある。

改善の糸口は「お母さんの元気」

発達障害についての知識を整理したところで、改善に向けた話に移っていきたいと思います。

私のクリニックでは、子どもの問題行動を改善する糸口はお母さんにあると考えています。そのため、来院した子どもと一緒にお母さんにも血液検査を実施し、同時に食事療法を実践していただく方針を取っています。

理由は、これまでもお伝えしてきた通りです。子どもの問題行動の原因は質的栄養失調にあり、その偏りを生み出したのは、家庭の食卓をつかさどるお母さん。ですから、妊娠前から続いている鉄・タンパク不足をはじめとした栄養状態を改善し、イライラや疲れやすさからの解放を図る。つまりは、お母さんに元気を取り戻していただくのです。

これまでたくさんの母子に栄養療法を勧めてきましたが、全てのケースでお子さんよりも先に、お母さんの方が体調の変化に気付きます。

実は、この気付きが何よりも大事だと思っています。

「百聞は一見にしかず」という言葉があるように、どんなに詳しく丁寧な解説を受けるよりも、自分自身で変化を体感し「あの先生が言っていることはうそじゃないんだ！」と実感する方が、子どもの栄養療法にも熱が入るというものです。

親子で栄養療法を実践したお母さんの一人は「まるで10年落ちの中古車から新車に乗り換えたような感じです！」と、伝えてくれました。段違いの快適さが、手に取るように分かる表現で感心してしまいました。

家族にとってお母さんの存在は、偉大です。お母さんが元気で輝いている家庭は、やはり家族みんなが元気ハツラツで笑顔にあふれていますからね。

「栄養療法」の歴史的背景

具体的に、どの栄養素をどの程度取っていくのかという解説をする前に、この治療法を実践することになった歴史的な背景について、軽く触れておきたいと思います。

まず、私自身が栄養療法にたどり着いたきっかけは、三石巌先生の理論に触れたことにあります。三石先生は、日本における分子栄養学の草分け的な存在です。先生はもとは物理学を専攻されていましたが、治療や予防のために大量のビタミンを投与する「メガビタミン療法」の重要性を、最初に提唱した方でもあります。

栄養療法（オーソモレキュラー）は、カナダの精神科医エイブラム・ホッファー博士によって広められた療法です。ホッファー博士は１９６０年代に統合失調症に対して「ナイアシン＋ビタミンC」が有効であることを明らかにしています。

今から60年近く前からビタミンを用いた効果的な治療法が提唱されていたというのに、どうして現代の私たちにその恩恵が届いていないのかというと、医学界の権威と製薬業界によって、情報がコントロールされてきたからです。


事実、ホッファー博士は統合失調症に対するナイアシン＋ビタミンCの効果を精神科において初めての二重盲験試験で証明をしたにもかかわらず、アメリカ精神医学雑誌「American Journal of Psychiatry」は掲載を拒否。それまで200本以上、博士の論文を掲載していたというのに、突然「二度と博士の論文は受理しない」と言い渡しています。

その他にも、ビタミンの投与で疾患によるさまざまな症状が軽減、あるいは改善すると発表するたびに、あらゆる手段でもみ消されてきたのです。

脳に栄養を与えると何が起こるか

さまざまな圧力に屈することなく研究を続けた博士の中に、ルース・フリン・ハーレルというアメリカ人女性の理学博士がいました。彼女が言い続けていたことは、**「栄養の欠如こそが、子どもの発達障害を引き起こす」**ということです。

ハーレル博士は、なんと1943年に「チアミン（ビタミンB1）摂取増量による学習への効果」という論文を「Journal of Nutrition」で発表し、「十分にチアミンを摂取することによって、孤児の心と体の機能に向上が見られた」と報告しています。

その詳細は次のようなものです。

ハーレル博士は、口のきけない発達障害の7歳の男児に大量のビタミンとミネラルを投与、数週間後に変化がなかったため、さらにビタミンを増量したところ、急激に知能が上昇し始めたというのです。それから数日後には言葉を話すようになり、ひと月も経たないうちに読み書きをしたといいます。さらに、9歳になったときには通常通り小学校に通い始め、ＩＱは90になりました。

さらに、彼女の研究では、ビタミンの大量投与により、重度の発達障害と公式に診断された子どもたちの知能が上がったというものもあります。

１９８１年に「Proceedings of the National Academy of Science」誌に発表した論文「発達障害に対する栄養サプリメントの効果――その調査と研究」では、対象15人の子どもたちをプラセボ（有効成分を含まない治療効果のない薬）投与群と19種類のビタミン・ミネラルのサプリメント投与群とに分け、４カ月の試験を実施。終了後のＩＱテスト結果では、開始前のＩＱテストの結果と比べて、サプリメント投与群の子どもたちにのみ平均10ポイントの向上が見られました。

さらに４カ月、今度はグループ分けはせず15人全員にサプリメントを投与。すると今度は15人全員のＩＱが平均で10ポイントアップ。さらに4カ月続けたところ、一部には16ポイントもの向上が見られました。

当初、子どもたちは特別支援学校に通っていたのですが、試験後の変化が教師の目に留まり、心理学者の試験を受けて正常と認められ、通常の学級に再入学した子どもが複数いたのです。

ハーレル博士の功績は、社会に広まることなく、埋もれてきましたが、博士の娘である精神科の権威、ハーレル・キャップ教授がそのバトンを受け継ぎ、栄養療法による子どもの知能の改善というテーマに挑戦し続けました。

キャップ教授が１９８２年に来日、東京で講演をした際に、ダウン症の子どもの知能に改善が見られたと発表したときの各栄養素の指示量は左ページの通りです。

ハーレル・キャップ教授の知能改善の処方箋

ビタミンA	1500IU
ビタミンD	300IU
ビタミンB1	300mg
ビタミンB2	200mg
ナイアシン（B3）	750mg
ビタミンB6	350mg
ビタミンB12	1mg
ビタミンB5	450mg
葉酸	4mg
ビタミンC	1.5g
ビタミンE	600IU
カルシウム	400mg
銅	1.75mg
亜鉛	30mg
マンガン	3mg
鉄	7.5mg
ヨウ素	0.15mg

先述の三石先生が当時、キャップ教授に尋ねたところによると、教授自身も同量摂取していたそうです。「要するに彼女は、健康維持の必要量と、知能改善のための必要量は同じであると考えている」と三石先生は自著で語っています。

このハーレル・キャップ教授の処方箋について、私の考察を述べてみましょう。まず、ビタミンAとCとDの量は特に驚く量でもなく、私はCは3～5g、Dは5000IUを推奨しています。ただB群、ナイアシンとEの量はかなりのものです。私は、B1は100㎎から始めて、これで効果が見えないようなら増量することが重要だと考えています。Eは400IUを推奨しています。

そして、重ねてお伝えしますが、**私は日本人にまず必要なのはメガビタミンよりも、鉄・タンパク不足の改善だと考えています**。欧米人は日本人よりも約3倍、肉を食べるのでこれらが不足しづらいのですが、日本人の9割は足りていません。他の栄養素の働きを良くするためにも、鉄・タンパク不足を先に改善させる必要があります。

三石先生、ハーレル博士、キャップ教授という3人の天才科学者たちは、そろって「ダウン症や知的障害患者は、補酵素（ビタミン）の確率的親和力が低い（大量にないとビタミンの効果が得られない）ことから、改善のためにはメガビタミンが必要」という結論に至っています。

私はこの先人の知恵「メガビタミン」に加えて「十分量の鉄・タンパク質」＋「糖質制限」によって、現代日本の子どもたちの質的栄養失調は改善し、問題行動も解決されると確信しています。

発達障害の改善準備❶「鉄」の補給

繰り返しになりますが、従来の栄養バランスの概念に従ってしまうと、鉄とタンパク質は圧倒的に不足、糖質の摂取量ばかりが過剰になります。

質的栄養失調状態から脱却し、子どもの発達を改善に導くために、「自分は」「何を」「どのように」変えていくべきなのか。

まずは鉄とタンパク質の摂取状況を把握する方法と、それぞれの基準値を知りましょう。

▽鉄の摂取状況を把握するには……フェリチン値の測定

鉄分が十分に足りているかどうかは、血液検査を行い「フェリチン値」を確認すれば分かります。フェリチンについては先にも少し触れていますが、ここではもう少し詳しくお伝えしていきましょう。

通常、健康診断などで貧血を判断するときに確認をするのはヘモグロビン値です。ヘモグロビンが血液の中で活動する鉄分なのに対し、フェリチンは鉄を蓄えることのできるタンパク質。血液中で鉄分が不足するとフェリチンが鉄分を放出し、鉄分量をコントロールしています。

ヘモグロビンの値が正常の範囲内であったとしても、フェリチンの値が低い場合、それは鉄が不足していると判断します。

一般的な基準値は男性21~282ng/ml、女性5~157ng/mlですが、これでは下限値が低過ぎると考えています。鉄の重要性に気付いている欧米は、フェリチン値が100ng/mlを下回った時点で、鉄不足と見なされます。私のクリニックでは、体が必要とする分を十分に取れている状態を目指したいので、100ng/mlを目標値に定めています。

ただ、一般的な健康診断における健康診断では、フェリチン値を測定してもらえません。対応可能な医療機関を198ページに掲載しておきます。

発達障害の改善準備❷「タンパク質」の補給

▽タンパク質の摂取状況を把握するには……BUNの測定

ＢＵＮ（Blood Urea Nitrogen）とは、血液中の尿素に含まれる窒素成分です。一般的には腎臓の働きが正常かどうかを確認するときのチェック項目なのですが、基準値未満の場合には、タンパク質の摂取不足とも考えることができます（重症な肝機能障害の場合にも、値が低くなります）。

一般的な基準値は８～20mg／dlですが、私のクリニックでは、鉄と同様タンパク質も体が必要とする分を十分に取れている状態を目指したいので、20mg／dlを目標値と定めています。

男性の場合は、高タンパク・低糖質の食事に切り替えた上で、プロテインを「体重（キログラム）×０・５」グラム摂取していけば、比較的容易にＢＵＮ20を超えていきます。食事面でタンパク質を豊富に含む食材をしっかり食べられる方であれば、プロテインは取らずとも達成できるはずです。

ただし、女性の場合は月経でタンパク質を失いますし、妊娠・出産を迎えれば、消費量はさらに増えます。男性に比べると少食の方が多いということも含めて、食事に気を付けるだけではBUN15にも届きません。

そこはやはり、プロテインの併用をおすすめするのですが、男性よりも多い「体重（キログラム）×1」グラムの摂取を心掛けていただきます。そうすることで初めてBUN20超えが目指せるようになります。

プロテインを飲むと太る、ムキムキになると言う人がいますが、大きな誤解です。プロテインは体の材料。実際に摂取を心掛けたことで胃腸の調子が整ったり肌ツヤが良くなったり、爪や髪の毛がしっかりしてキレイになったという声が多く届いています。全身の健康状態に関わってくるため、BUNが目標値に届いていない方はぜひ、積極的に活用してみてください。

大原則は「高タンパク質＋低糖質＋高鉄分」食

子どもの問題行動を改善に導く食事の大原則を、改めてお伝えします。

❶タンパク質を積極的に取る＝高タンパク質
❷糖質の摂取量を抑える＝低糖質
❸足りない鉄分を補給する＝高鉄分

大切なことは、この3つを同時進行で進めていくことです。というのも、例えばタンパク質の摂取量が足りていないと、鉄剤を飲んでもムカムカしてしまって受け付けません。どうにか耐えて飲んだとしても、フェリチン値に変化が起こらないなど、期待する効果を得られないからです。

大原則を実践するに当たって、「基本は食事から」という考えを忘れないでください。それでも補い切れない場合に限り、サプリメントに頼るようにしましょう。

❶高タンパク質の実践に向けて

肉・魚・卵・チーズといった動物性のタンパク質食材を積極的に取りましょう。改善するのは朝昼晩の3食だけでなく、3時のおやつも対象です。お菓子、ジュース類はやめて、代わりにゆで卵やチーズなどを。時々甘いものが欲しくなるときには低糖質スイーツを購入、あるいは（可能であれば）手作りするとよいでしょう。

クリニックの患者さんの中には、プロテインを使ったアイスクリームやパンケーキを作っている方もいます。すごく良いと思います。

❷低糖質の実践に向けて

糖質と聞いて思い出すものは、全て控えていきましょう。砂糖もご飯もパンもうどんもパスタも……もう全部です。というと「じゃあ主食はどうしたらいいの？」と思いますよね。

「控える」というのは「禁止」ではなく「制限」です。現状、糖質を取り過ぎているので、少し減らしましょうという意味です。

山盛り一杯のご飯を食べていたのなら、普通盛りにする。毎食おかわりをしていたのなら、それをやめる。いずれも代わりにタンパク質のおかずを増やして、そちらをしっかり食べることで満足感を促してみてください。糖質オフ麺で代用したり、こんにゃく米を混ぜ込んだりするのも良い手です。

❸高鉄分の実践に向けて

動物性タンパク質を取ることで同時に鉄分補給もかなえることができます。例えば、レバーや卵、アサリ、シジミ、煮干しなど。鉄が添加されている飲料やゼリー、ヨーグルトをおやつにしてもいいと思います。

なお、当院ではフェリチン値が50ng／ml以下であれば、鉄剤投与の適応としています。

鉄剤と聞くと過剰摂取を心配される方も多いのですが、人の体には必要な量の鉄分だけを吸収するシステムが備わっています。経口での投与・摂取であれば、鉄過剰症の心配は不要です。

参考までに大人に対する治療では、鉄剤を注射する場合もあります。ただし体への負担が大きいため、深刻な鉄不足の患者さん（フェリチン値が1ケタなど）に限り、1回のみ注射をすることがあります。

また、鉄分を補給する際に気を付けたいのが、鉄分の吸収を阻害するタンニンの同時摂取です。コーヒー、緑茶や紅茶に豊富に含まれます。食後などにそれらを飲む習慣があるようならば控えましょう。

足りないタンパク質を足す方法とその目安

タンパク質の一日当たりの摂取目安は「体重（キログラム）×1グラム」とお伝えしました。ここではタンパク質を何から取るかについて言及します。

タンパク質を効率的に取るためには、どの食品にどれくらいの割合でタンパク質が含まれているのかを見る必要があります。

そのときに**指標とするのが「プロテインスコア」です。プロテインスコアとは、食品中のタンパク質の質を評価するための指標です。1957年にFAO（国連食糧農業機関）によって提示されました。**

各食品とプロテインスコア

食品名	プロテインスコア
鶏卵	100
シジミ	100
鶏レバー	96
豚レバー	94
イワシ	91
豚肉	90
カジキ	89
アジ	89
牛レバー	88
イカ	86
鶏肉	85
牛肉	79
牛乳	74
エビ	73
サケ	66
大豆	56

プロテインスコアを見ると、大豆などの植物性タンパク質と比べて、肉などの動物性タンパク質の方が高水準であることが分かります。スコア100は鶏卵とシジミの2つしかありませんが、何もこの2つばかりを積極的に食べなさい、と言っているわけではありません。

摂取目安の「体重（キログラム）×1」グラムは「一日当たり」の目安です。例えば朝と昼の食事を振り返ったときに、タンパク質量の不足を感じるのであれば、夜にスコアの高い食材を選び、帳尻を合わせるようなイメージです。

また、問題行動が気になる子どもは食が細いことが多く、食事で賄うのが難しいケースも考えられます。タンパク質が不足すると臓器がきちんと機能せず、消化吸収能力が低下している可能性を考慮する必要もあるため、子どもであっても、補い切れないときにはやはりプロテインが有効です。

初めは「体重（キログラム）×0・5」グラムからでも構いません。個体差に合わせて、お子さんが無理なく飲める量から始めてください。飲むのに抵抗があれば、シチューやハンバーグなどに混ぜ込んでもよいです。大事なのは、少しずつでも続けていくこと。続けていけば臓器もしっかり機能し始め、次第に目安量が飲めるようになるものです。変化を見て取れるようになるのは、平均3カ月後です。

なお「タンパク質の取り過ぎは腎臓に悪いのでは?」と心配する人が時々いますが、体重（キログラム）×タンパク質4・4グラムまでは安全な量ですので、先ほどお伝えした推奨量なら全く問題ありません。4・4グラムというと、体重50キログラムの人なら、1日にタンパク質220gということですから、豚肉なら約1・8キロ、卵なら約32個分、プロテインなら3日で一袋飲み切る量です。お分かりのように、現実的に1日で消費するのは不可能な量です。

そもそも普通の食事をしている人は、全員タンパク不足ですから、過剰を心配するのは早計というもの。安心して推奨量を継続してください。

足りない鉄分を足す方法とその目安

鉄の補給については、食事を通して「フェリチン」をためることを心掛けてください。そのためには鉄分の種類とその吸収率について少し知っておくとよいでしょう。

私は鉄を補給するために「肉を食べましょう」とお伝えします。すると「ほうれん草やひじきではダメですか?」「毎朝プルーンを食べているのに、それでも足りないだなんて……」と言う方が多いです。結論からいうとほうれん草や小松菜、ひじき、プルーンなどではダメなのです。

植物に含まれている鉄分量は肉と比べて圧倒的に少ないというのも理由の一つなのですが、それとは別に、含まれている鉄分の種類が異なるということ、そして体に対する吸収率が悪いため、おすすめできないのです。

動物性食品に含まれる鉄分は、主に「ヘム鉄」です。対して植物性食品に含まれるのは「非ヘム鉄」。吸収率は、ヘム鉄の10分の1程度しかありません。そのため非ヘム鉄を含む食材ばかりを積極的に食べたところで、鉄不足解消への道のりは遠いのです。**ヘム鉄は動物性食品の中でも、「赤いもの」に豊富に含まれています。ヘム鉄を効率良く吸収するには、レバー、牛の赤身肉、カツオやマグロといった赤身の魚を選びましょう。**

サプリメントを使用する場合は、日本でよく流通している「ヘム鉄」より、「キレート鉄」といわれるイオンと分子に加工が施されているものを選びたいところです。キレート加工をすると、ミネラルの吸収率が数倍に跳ね上がるといわれていますし、鉄にしてはムカムカしにくく飲みやすいため、ストレスなく服用を続けることができるからです。私が患者さんへ勧めているキレート鉄サプリを197ページに紹介したので参考にしてください。

なお、鉄はビタミンEと同時摂取すると吸収が悪くなります。時間をずらしての服用がポイントです。

子どもの低糖質食のコツ

子どもの食事となると、ネックになるのが給食です。未就学児であっても保育園では給食のところが多く、そのメニュー構成は例の栄養バランス（64ページ参照）にのっとっているため、言うまでもなく糖質過多です。

小学校の給食もしかり。学童保育ではおやつとしてスナック菓子を提供するところも少なくありません。

しかし、私はそこも徹底的にコントロールしようとがんばる必要はないと考えています。弁当持参に変えられるならば、それでもいいかもしれませんが、それがお母さんの負担になるようなら避けた方がよいでしょう。ストレスをためていいことなんてありませんからね。

それに、子どもには子どもの世界があります。クラスの中でいつも自分だけが違うものを食べているという状況は、場合によっては子どもの精神的な負担となります。ここは、諦めてよいところです。諦めた分、朝と夜の食卓でしっかり糖質を抑えればいいだけの話です。

もしも、お子さんとの意思疎通ができそうであれば、理由を伝えながら「ご飯を大盛りにはしない」「おかわりは禁止」など、落としどころを見つけて親子の約束事にしていけると、いいかもしれません。

また、子どもたちは、体育の授業や休み時間を使って体をたくさん動かしているはずです。取った糖質はある程度は消費しているとも考えられます。糖質を完全悪と捉える必要はないのです。

ちょっとした制限であっても、過剰だったこれまでと比較すれば、十分な変化です。習慣を変えるためには、かなりのエネルギーが必要です。それくらいユルユルと取り組まないと、息が詰まって続きませんからね。

「体調不良におかゆ」はNG

「子どもが体調を崩したときの食事は、どうしたらよいのでしょうか」

以前、クリニックにお子さんを連れていらしたお母さんから頂いた質問です。確かに、体調不良のときの食事といえば一般的にはおかゆですよね。しかし、私の答えは、やはり「タンパク質」です。

理由は明確。炭水化物よりも、タンパク質の方が消化は早いからです。

なぜか、おかゆやうどんは「消化にいい」とよくいわれています。しかし実際のところ、穀物類は消化に悪いのです。米やうどんを食べて12時間後に内視鏡で見てみると、まだ胃の中に残っています。それが、肉などのタンパク質だと食後たった1時間で跡かたもなくなります。

このように、タンパク質の消化は胃で行われます。体調不良のときに取ると、腸に余計な負担を掛けることなく、必要な栄養素を吸収することができるというわけです。

そうはいっても、体調がすぐれないときに無理に何かを食べる必要はないとも思っています。何か口にしてしまうと胃腸が動き出し、本当の意味で休まりません。必要な量の水分を取り、調子が整うまでたっぷり眠ることが一番です。

その上で「何かを食べたくなった」「栄養を取りたくなった」ときには、糖質ではなくタンパク質を選びましょう。

もちろん、具合が悪いところにかたまり肉を食べさせろとは言いません。この場合は、プロテインの有効性に頼っていいと思います。吸収できるだけの量のプロテインパウダーを水などに溶かして飲ませてあげればよいと思います。

赤ちゃんの離乳食にも卵・肉・魚を

おかゆといえば、赤ちゃんの離乳食。重湯から始めて徐々に固形へと移行していくのが一般的な常識とされています。しかし、ここにも私は異を唱えたい思いがあります。

お母さんの母乳で育つうちは（母体は枯渇してしまうかもしれないけれど）鉄もタンパク質もその中に含まれています。離乳食期に突入した瞬間から乳児の体は糖質にまみれます。

乳児期であれ、人の発達には鉄とタンパク質が必須のはず。しかし指南書を見ても、まずは米から慣らしにかかるものばかり。次に野菜、そしてようやくタンパク質へとコマを進めていきます。

私のクリニックには乳児を連れてくる患者さんもいますが、お母さんが鉄不足の赤ちゃんは非常にグズりやすい。「赤子は泣くのが仕事」という言葉の範囲を超えて、妙に泣きやまないのです。

話を聞けば、一日を通してよく泣き、不機嫌な時間が多いとのこと。夜もなかなか寝付かずに、それがお母さんの心と体に負担となってのしかかり、来院につながったということでした。

離乳食にも、積極的に鉄とタンパク質を取り入れましょう。取るべきは卵、肉、魚。大人と同じです。準備が大変となかなか手が出せないお母さんも多いようですが、レバーペーストはかなりおすすめです。また、粉ミルクに鉄が添加されているものもあります。

赤ちゃんの場合、栄養が満たされたときの変化は顕著です。おっとりとしておとなしく、ニコニコのご機嫌タイムが長く続きます。

第二次性徴期の鉄・タンパク不足にご用心

第1章の最後に、お母さんたちにぜひ知っておいていただきたいことをお伝えします。子どもたちは10歳ごろから心は思春期に、体は第二次性徴期へと突入します。第二次性徴期とは、男性・女性として、それぞれに体の変化が表出する時期です。

このタイミングで、女の子の多くは月経が始まります。何も補給を心掛けなければ、初経から1~2年で鉄分は枯渇状態に陥ります。ここを放置してしまうと、起立性調節障害（OD）への道が確約されてしまいます。

月経が始まったら、「体重（キログラム）×1・5」グラムを目安にタンパク質をプラスしましょう。もちろん突然増やすのではなくて、少しずつ様子を見ながら……です。

では、男の子は無関係なのかというと、そうではありません。第二次性徴期はとにかく急激に体が大きくなっていく時期です。女の子と同様に鉄とタンパク質が必要であり、これもまた量が追い付かなくなります。

男の子は女の子よりも鉄不足に対して耐性が低いため、さまざまな弊害が現れやすいのです。その一つが、起立性調節障害（ＯＤ）、不登校。そして、ビタミンが不足することでエネルギー代謝にも滞りが生じます。疲れやすくなったり、そわそわと落ち着きがなくなったり、なかなかやる気が起こらなかったり……。

私たちにできることといえば、栄養の補給です。大原則に基づいた食事をしっかり取る、お弁当ならおかずに肉類を多めに入れる、プロテインなどのサプリメントを活用する、などやはり同様のケアを心掛けていきましょう。

第2章

マンガで分かる問題行動を治す方法

子どもたちの問題行動の原因が「鉄・タンパク不足」と「過剰な糖質摂取」にあることをこれまでにお伝えしました。

本章では、そうした質的栄養失調を改善することで、子どもたちに実際に起きた変化を実例マンガでご紹介します。

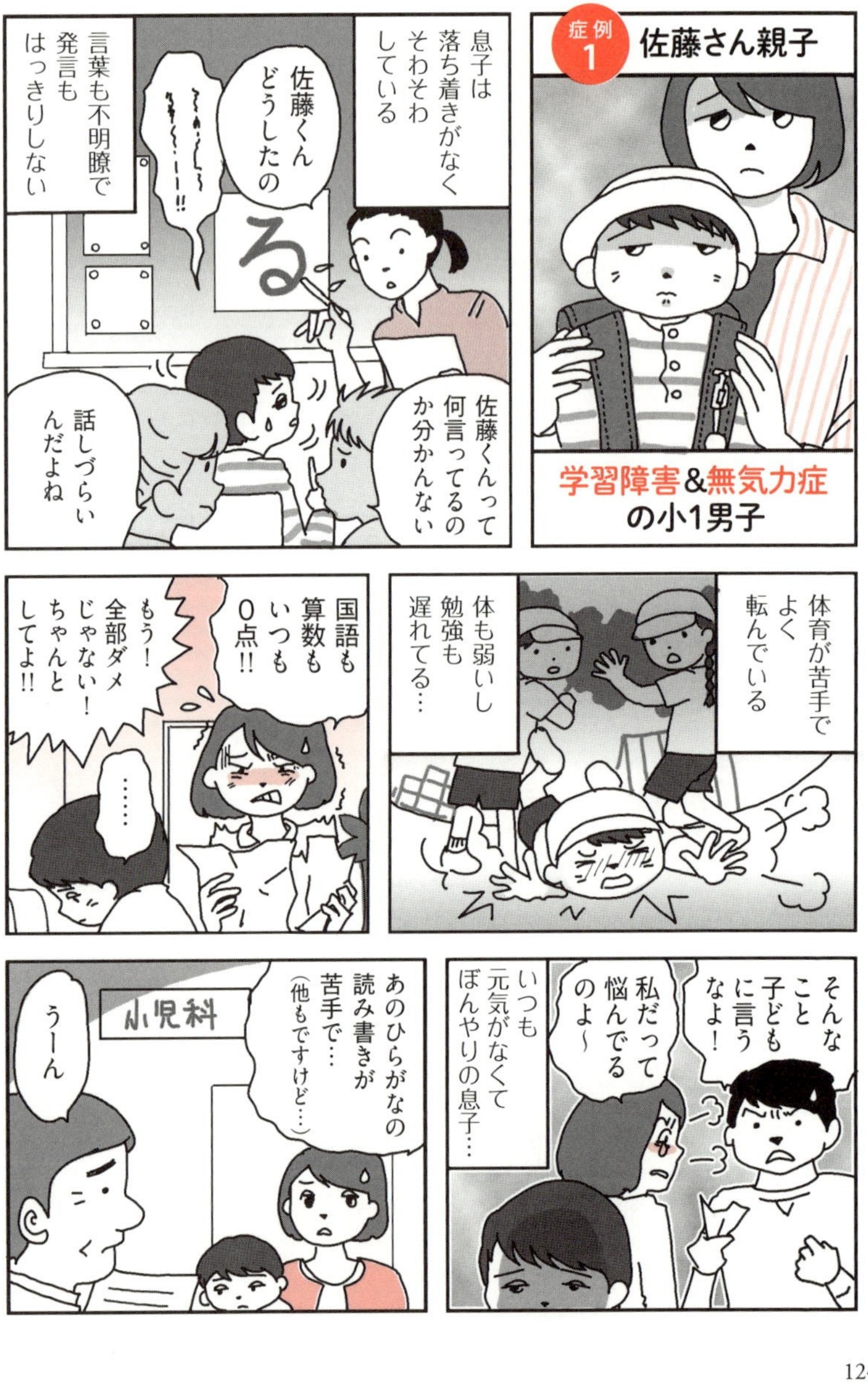

症例1
佐藤さん親子
学習障害&無気力症
の小1男子
息子は落ち着きがなくそわそわしている
佐藤くんどうしたの
る
言葉も不明瞭で発言もはっきりしない
佐藤くんって何言ってるのか分かんない
話しづらいんだよね
体育が苦手でよく転んでいる
体も弱いし勉強も遅れてる…
国語も算数もいつも0点!!
もう！全部ダメじゃない！ちゃんとしてよ!!
……
そんなこと子どもに言うなよ！
私だって悩んでるのよ～
いつも元気がなくてぼんやりの息子…
あのひらがなの読み書きが苦手で…（他もですけど…）
小児科
うーん

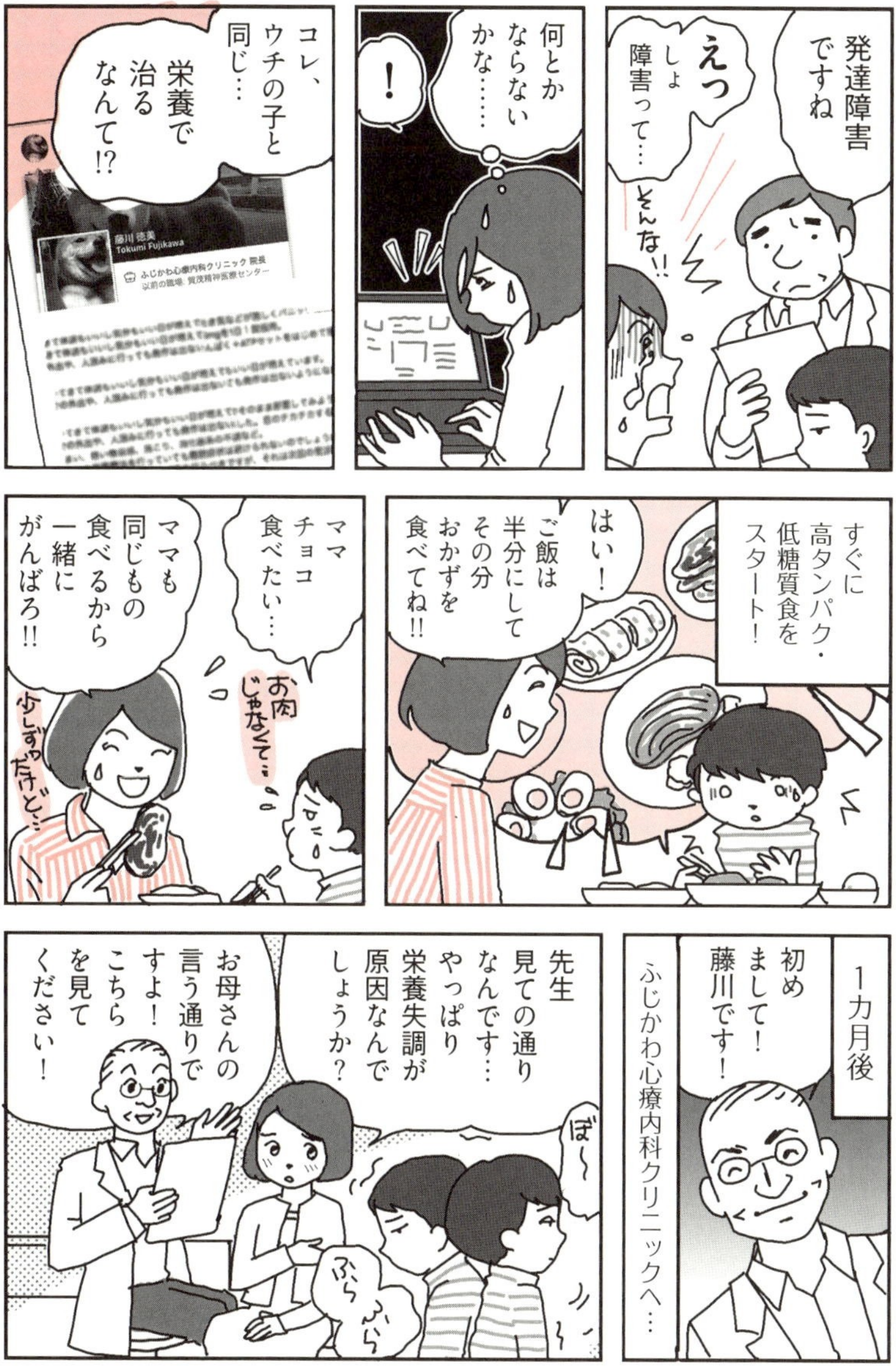
発達障害ですね
えっ しょ障害って……
そんな!!
何とかならないかな……
!
コレ、ウチの子と同じ…
栄養で治るなんて!?
藤川 徳美
Tokumi Fujikawa
ふじかわ心療内科クリニック 院長
以前の職場: 賀茂精神医療センター
すぐに高タンパク・低糖質食をスタート!
はい!
ご飯は半分にしてその分おかずを食べてね!!
ママチョコ食べたい…
お肉じゃなくて…
ママも同じもの食べるから一緒にがんばろ!!
少しずつだけど…
1カ月後
初めまして!藤川です!
ふじかわ心療内科クリニックへ…
先生見ての通りなんです…やっぱり栄養失調が原因なんでしょうか?
お母さんの言う通りですよ!こちらを見てください!
ぼ〜
ふらふら

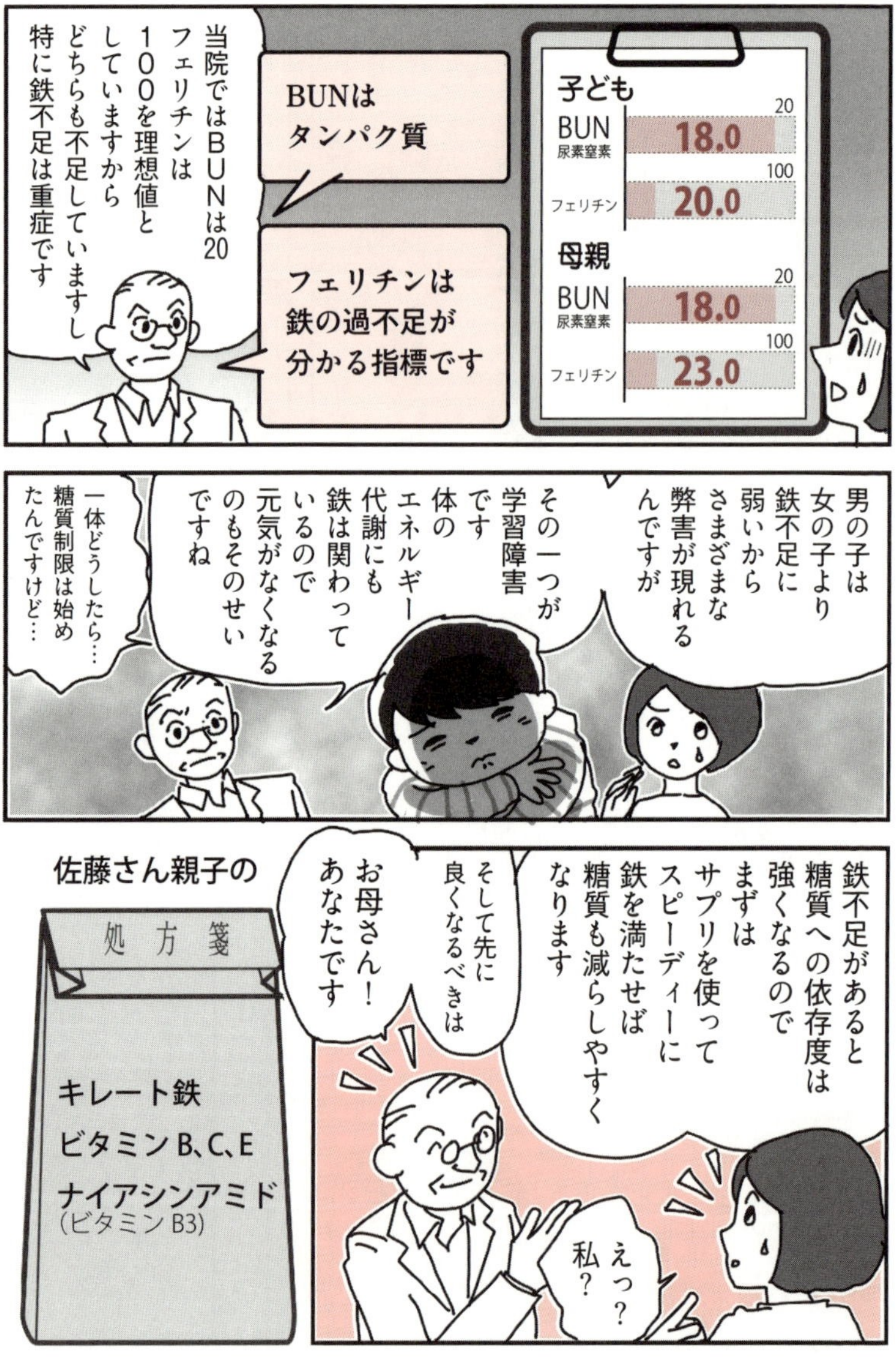
当院ではBUNは20
フェリチンは
100を理想値と
していますから
どちらも不足していますし
特に鉄不足は重症です
BUNは
タンパク質
フェリチンは
鉄の過不足が
分かる指標です
子ども
BUN
尿素窒素
20
18.0
100
フェリチン
20.0
母親
BUN
尿素窒素
20
18.0
100
フェリチン
23.0
男の子は
女の子より
鉄不足に
弱いから
さまざまな
弊害が現れる
んですが
その一つが
学習障害
です
体の
エネルギー
代謝にも
鉄は関わって
いるので
元気がなくなる
のもそのせい
ですね
一体どうしたら…
糖質制限は始め
たんですけど…
鉄不足があると
糖質への依存度は
強くなるので
まずは
サプリを使って
スピーディーに
鉄を満たせば
糖質も減らしやすく
なります
そして先に
良くなるべきは
お母さん!
あなたです
えっ?
私?
佐藤さん親子の
処方箋
キレート鉄
ビタミンB、C、E
ナイアシンアミド
(ビタミンB3)

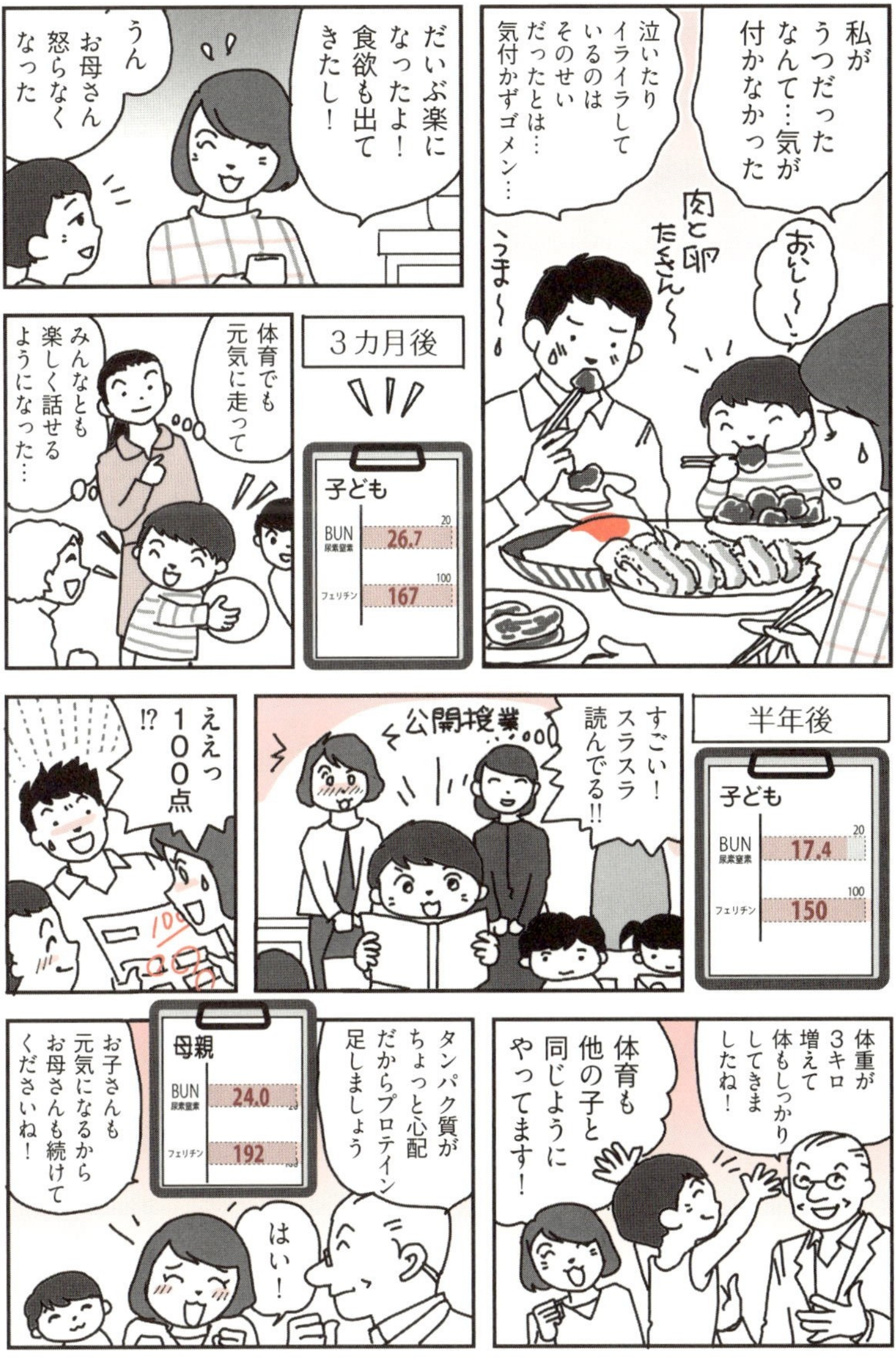
私がうつだったなんて…気が付かなかった
泣いたりイライラしているのはそのせいだったとは…気付かずゴメン…
おいし〜!
肉と卵たくさん〜
うま〜
だいぶ楽になったよ!食欲も出てきたし!
うんお母さん怒らなくなった
3カ月後
子ども
BUN
尿素窒素
20
26.7
100
フェリチン
167
体育でも元気に走って
みんなとも楽しく話せるようになった…
半年後
子ども
BUN
尿素窒素
20
17.4
100
フェリチン
150
すごい!スラスラ読んでる!!
公開授業
ええっ100点!?
体重が3キロ増えて体もしっかりしてきましたね!
体育も他の子と同じようにやってます!
タンパク質がちょっと心配だからプロテイン足しましょう
母親
BUN
尿素窒素
24.0
フェリチン
192
お子さんも元気になるからお母さんも続けてくださいね!
はい!

症例1 学習障害に悩むお母さんも、うつだった

これは、先にお母さんが元気を取り戻すことによって、お子さんの問題行動がみるみるうちに改善される、という代表例です。

佐藤さん（仮名）親子がクリニックにやってきたのは、2年前のこと。お母さんの隣には、当時小学1年の息子さんが落ち着きなく、立ったり座ったりを繰り返していました。

来院のきっかけは、息子さんが学習障害と判断されたこと。何かできることはないのか、とわらにもすがる思いで手を伸ばしたインターネットで、当院を知ったそうです。そして、栄養療法に興味を抱き、来院前から食事内容の見直しを始めていました。

ところが、そう話すお母さん自身に余裕がないというか、切羽詰まっているというか……常に息子さんを叱り、アタフタしている感じがします。その姿を見て、私はお

母さん自身に、うつ症状が出ていることを察しました。

血液検査の結果を見て、確信を得ました。なんと、お母さんのフェリチン値が23ng／mlだったのです。息子さんも20ng／mlと、親子で重症の鉄不足でした。

来院前から糖質制限を始めていたとのことでしたが、鉄不足を解消しないことには糖質への依存は強くなるばかりでなかなかうまくいかないもの。サプリメントを使って鉄を満たすことを優先するよう促しました。そして、何よりもお母さんが先に元気にならなければいけません、ということをお伝えしました。自分の心身がつらいままでは、お子さんの健康に目を向けて、改善をしようというエネルギーが湧きづらくなるからです。

半年後には優等生レベルに！

家族みんなで糖質は控えめに、肉や卵をしっかり取る食事に改善した佐藤さん。鉄とビタミンB、C、E、ナイアシン（ナイアシンアミド）などのサプリも取り入れ、

3カ月。お母さんからはイライラが消え始め、息子さんの状態も少しずつ落ち着きが見られるようになりました。半年後には、遅れていた言葉もしっかり出るようになり、周囲とのコミュニケーションが良くなっただけでなく、授業を集中して受けられるようにまでなったのです。

驚くべきは、治療前は0点だった国語と算数の試験で80~100点を取る優等生レベルに学力が跳ね上がったこと。お母さんの表情もパッと明るくなって、すっかり元気を取り戻した様子でした。

発達障害を治したのはお母さんの力

ナイアシンアミドのサプリメントをラインアップに入れたのは、落ち着きを促すためです。ナイアシンアミドには抗不安効果があります。ナイアシンアミドは、ほてりや肌のかゆみといったナイアシンに起こりやすい副作用が起きにくくなるように加工されたものです。ナイアシンの副作用は人によっては強く出ることがあるため、まずはナイアシンアミドを少量からスタートして、様子を見るようにしています。息子さんは学習障害だけでなく、ＡＤＨＤ傾向も見られたので入れることにしましたが、結果はご覧の通りです。

私はサプリメントの指導はしたものの、お子さんが改善した一番の要因は、お母さん自身がしっかりと栄養のことを学び、子どもの食事環境を整えたことにあると思っています。

大人と比べて子どもは細胞のターンオーバーが速いため、食事環境による変化スピードも速いです。つまり、悪化するのも速いということなので、着手するのが早ければ早いほどよいといえるでしょう。

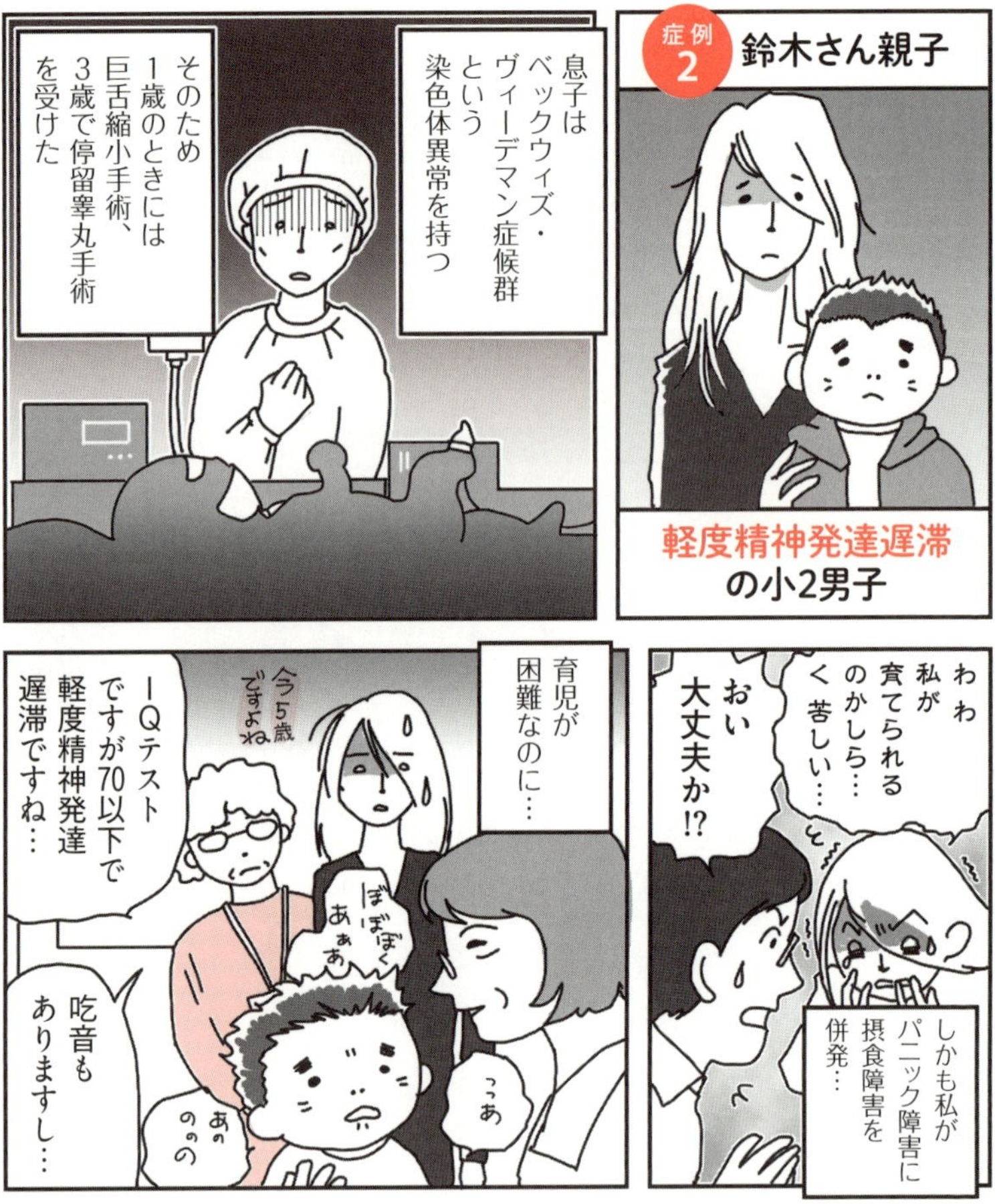
症例2
鈴木さん親子
軽度精神発達遅滞
の小2男子
息子はベックウィズ・ヴィーデマン症候群という染色体異常を持つ
そのため1歳のときには巨舌縮小手術、3歳で停留睾丸手術を受けた
わ わ私が育てられるのかしら…く苦しい…
おい大丈夫か!?
しかも私がパニック障害に摂食障害を併発…
育児が困難なのに…
今5歳ですよね
IQテストですが70以下で軽度精神発達遅滞ですね…
ぼぼぼく
あぁあ
っっあ
吃音もありますし…
あのののの
療育手帳Bを交付された…
療育手帳
普通学級に入れたけど国語、算数は0点…
吃音も直らないし…

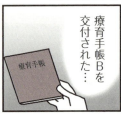

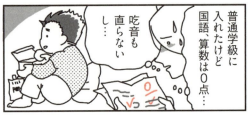

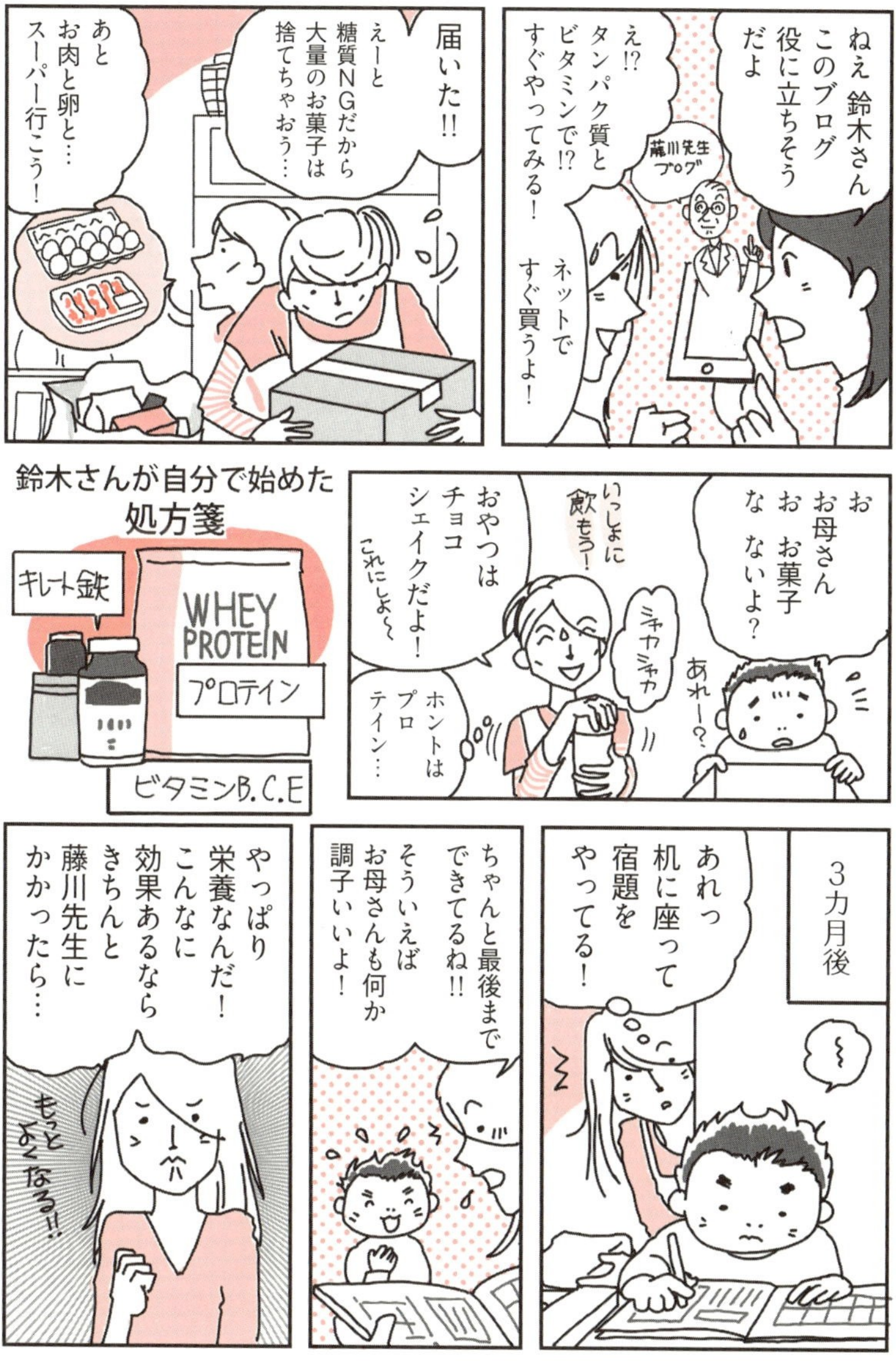
ねえ 鈴木さん このブログ 役に立ちそう だよ
藤川先生ブログ
え!? タンパク質と ビタミンで!? すぐやってみる！
ネットで すぐ買うよ！
届いた!!
えーと 糖質NGだから 大量のお菓子は 捨てちゃおう…
あと お肉と卵と… スーパー行こう！
お お母さん お お菓子 な ないよ？
あれー？
おやつは チョコ シェイクだよ！
これにしよ〜
いっしょに 飲もう！
シャカシャカ
ホントは プロ テイン…
鈴木さんが自分で始めた
処方箋
キレート鉄
WHEY PROTEIN
プロテイン
ビタミンB.C.E
3カ月後
あれっ 机に座って 宿題を やってる！
ちゃんと最後まで できてるね!! そういえば お母さんも何か 調子いいよ！
やっぱり 栄養なんだ！ こんなに 効果あるなら きちんと 藤川先生に かかったら…
もっと よくなる!!

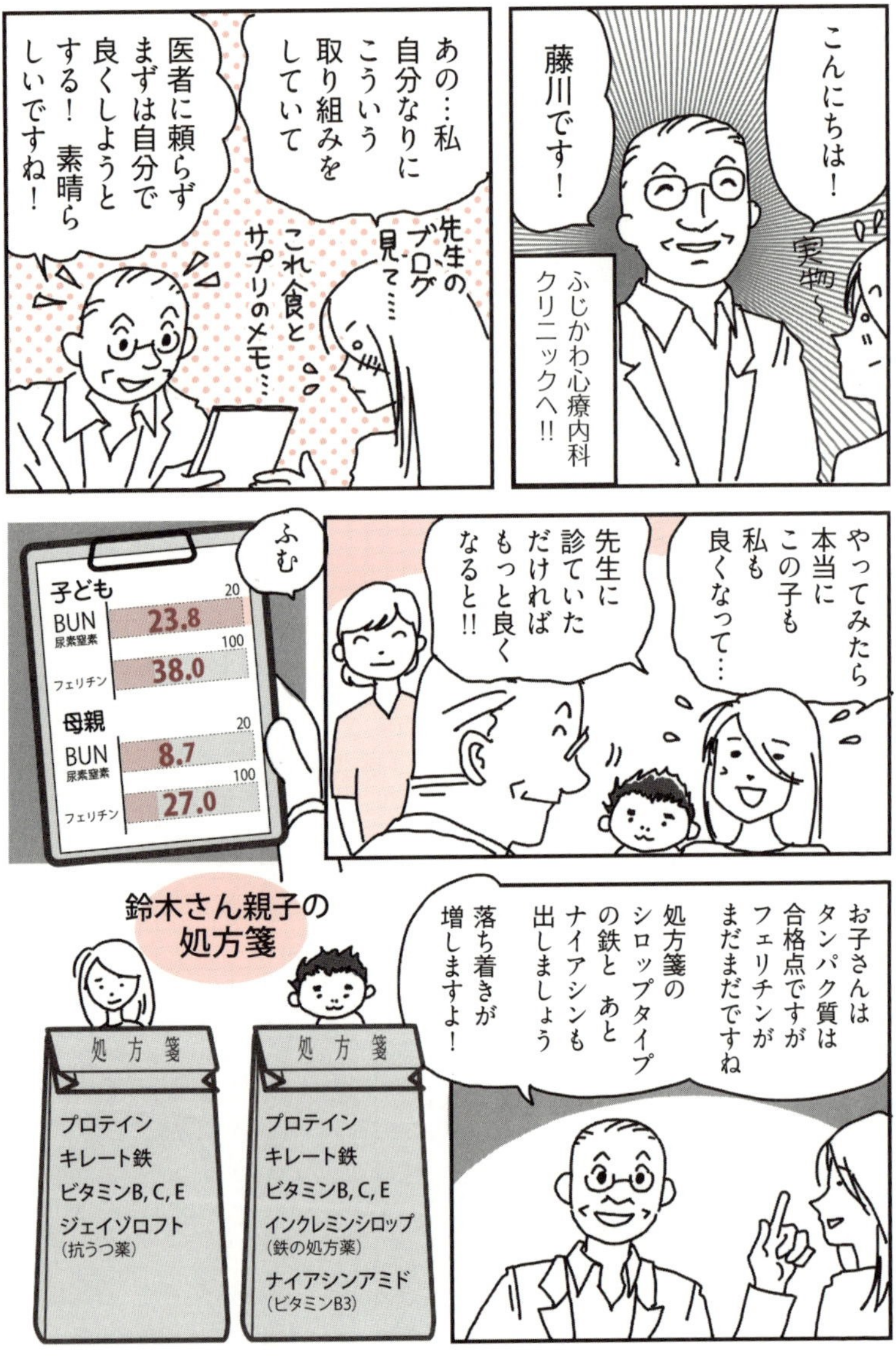

こんにちは！
藤川です！
実物〜
ふじかわ心療内科クリニックへ!!
あの…私 自分なりに こういう 取り組みを していて
先生のブログ見て…
これ食とサプリのメモ…
医者に頼らず まずは自分で 良くしようと する！ 素晴らしいですね！
やってみたら 本当に この子も 私も 良くなって…
先生に 診ていただければ もっと良く なると!!
ふむ
子ども
BUN 尿素窒素 23.8 20
フェリチン 38.0 100
母親
BUN 尿素窒素 8.7 20
フェリチン 27.0 100
お子さんは タンパク質は 合格点ですが フェリチンが まだまだですね
処方箋の シロップタイプの鉄と あと ナイアシンも 出しましょう
落ち着きが 増しますよ！
鈴木さん親子の処方箋
処方箋
プロテイン
キレート鉄
ビタミンB, C, E
ジェイゾロフト
(抗うつ薬)
処方箋
プロテイン
キレート鉄
ビタミンB, C, E
インクレミンシロップ
(鉄の処方薬)
ナイアシンアミド
(ビタミンB3)

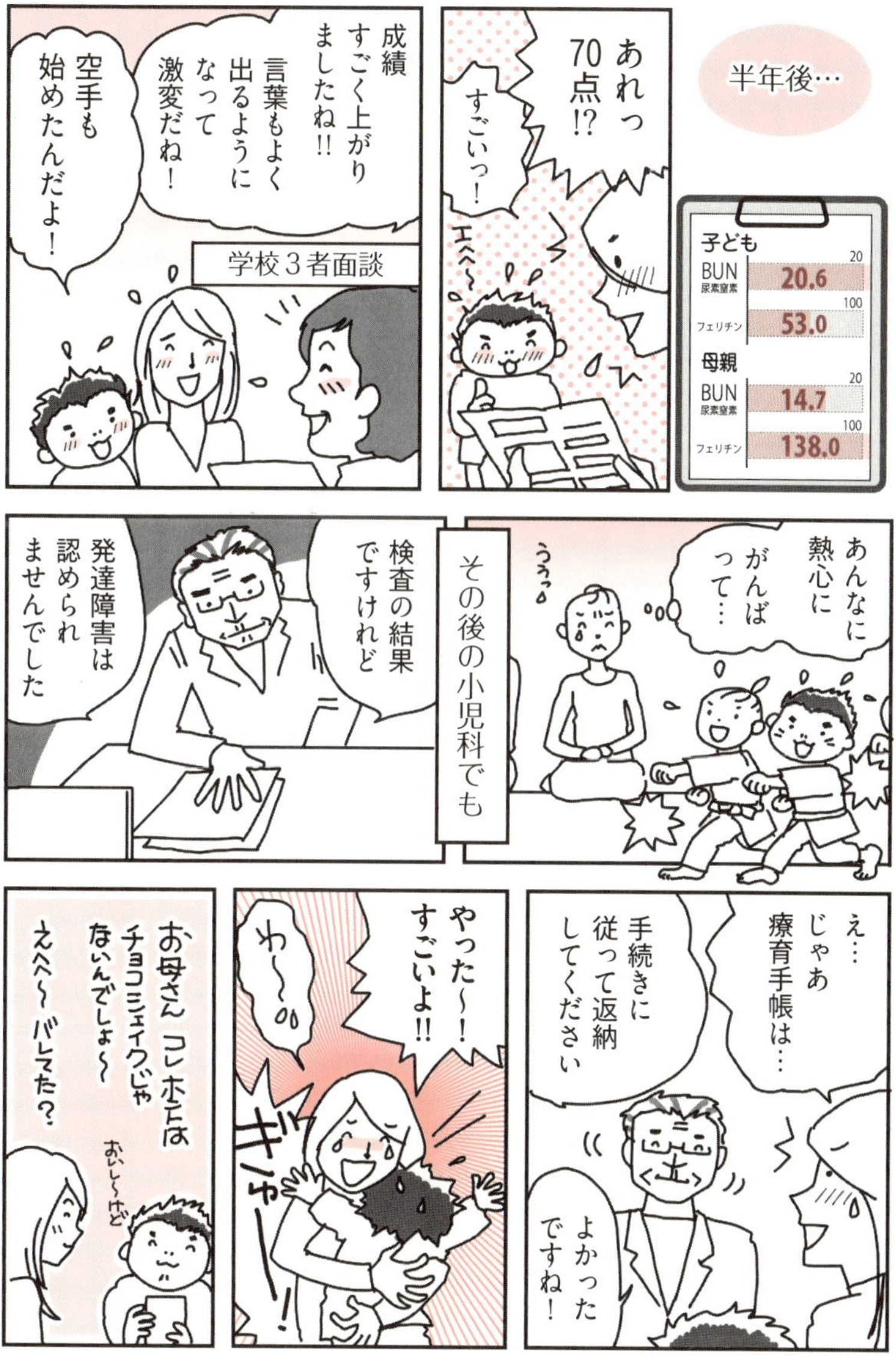
半年後…
子ども
BUN
尿素窒素
20
20.6
フェリチン
100
53.0
母親
BUN
尿素窒素
20
14.7
フェリチン
100
138.0
あれっ 70点!?
すごいっ!
エヘヘ~
成績 すごく上がりましたね!!
言葉もよく出るようになって激変だね!
空手も始めたんだよ!
学校３者面談
あんなに熱心にがんばって…
うぅっ
その後の小児科でも
検査の結果ですけれど
発達障害は認められませんでした
え…じゃあ療育手帳は…
手続きに従って返納してください
よかったですね!
やった~! すごいよ!!
わ~
ギャ~!
お母さん コレホントはチョコシェイクじゃないんでしょ~
えへへ~ バレてた?
おいし~けど

症例 2

独学から栄養療法の力を実感し、来院へ

鈴木さん（仮名）は、お母さん自身にパニック障害と摂食障害があったことから、発達障害のお子さんの育児が困難になってしまったケースです。

しかし、来院する3カ月前から、栄養療法を独学で実践していました。鉄とプロテインとビタミンB、C、Eを取り始めてからというもの、症状は落ち着いて体調も良く、気持ちも前向きになったことから、軽度精神発達遅滞の診断を受けた小学2年生の息子さんを連れてクリニックにいらっしゃいました。

初めてお会いしたときには、お母さんにそのような症状があるとは感じられず。息子さんにしても、多少の発達の遅れは感じましたが、落ち着きもあって、いわゆる「普通の子」という印象を受けました。来院に至るまでのお母さんの努力に感銘を受

けました。

息子さんが診断を受けた「ベックウィズ・ヴィーデマン症候群」というのは、染色体異常の一種。染色体に異常が認められる場合に神経を働かせるためには、通常よりもビタミンがたくさん必要です。知能の発達に問題があるケースにおける、補酵素（ビタミン）の確率的親和力については、94ページのハーレル博士のくだりで詳しく述べた通りです。

障害のある子は、普通の食事から得られる量のビタミンではまったくもって足りません。そのため、サプリメントを使って適正量に持っていくのです。

●鉄をプラスし9カ月。「発達障害は認められない」

3カ月間プロテインを飲んでいただけあって、BUNの数値は文句ナシ。その一方で、母子共にフェリチン値は低かったので、子どもには処方薬のインクレミンシロップを出しました。鉄剤はどうしてもムカムカを感じることが多いため、子どもには甘い味付けがされたシロップタイプを処方することはよくあります。
同時に、精神を安定させるナイアシンをプラスすること、プロテインは、「体重（キログラム）×2」グラム取ることを指導しました。

そこからの変化が目覚ましく、成績面では試験で高得点を出し、生活面では空手を始めて熱心に取り組むように。また、滞りのあった言語の発達面では、吃音が出ることなく話せるようになりました。9カ月後、知能検査を受けると「発達障害は認められない」とのこと。療育手帳も返納となりました。

薬を無理にやめることはない

お母さんは、現在も抗うつ薬を服用し続けています。栄養をたっぷり取ることでだいぶ症状は軽くなっているのですが「それでもやめるのは怖い」という意見を尊重しています。

もちろん、最終的には卒業できればいいと思っていますが、その時期は本人以外の誰かが決めることではありません。それに、薬を飲んでいることが精神的な支えになっているのだとしたら、私は「今は薬が必要だ」と解釈します。無理にやめたところで、いいことが待っているとは思えませんからね。

幸い、鈴木さんはいくつもの薬を併用しているわけではありませんし、今も継続して通院されているので、引き続き経過を見守りながら、薬の卒業時期が来るのを待とうと思っています。

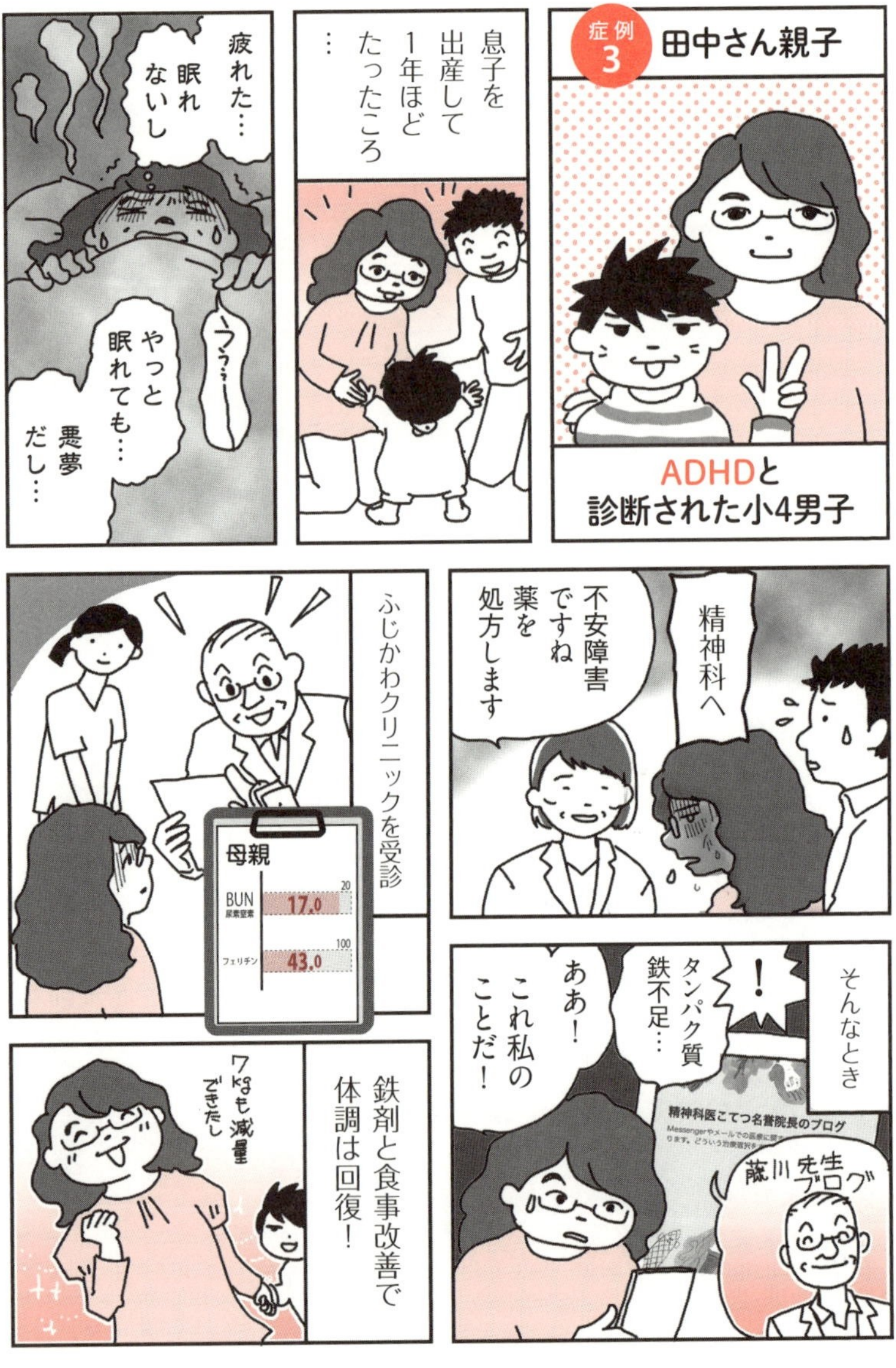

症例3
田中さん親子
ADHDと診断された小4男子
息子を出産して1年ほどたったころ…
疲れた…
眠れないし
ウゥ…
やっと眠れても…
悪夢だし…
精神科へ
不安障害ですね 薬を処方します
ふじかわクリニックを受診
母親
BUN
尿素窒素
17.0
20
フェリチン
43.0
100
そんなとき
!
タンパク質 鉄不足…
ああ! これ私のことだ!
精神科医こてつ名誉院長のブログ
藤川先生ブログ
鉄剤と食事改善で体調は回復!
7kgも減量できたし

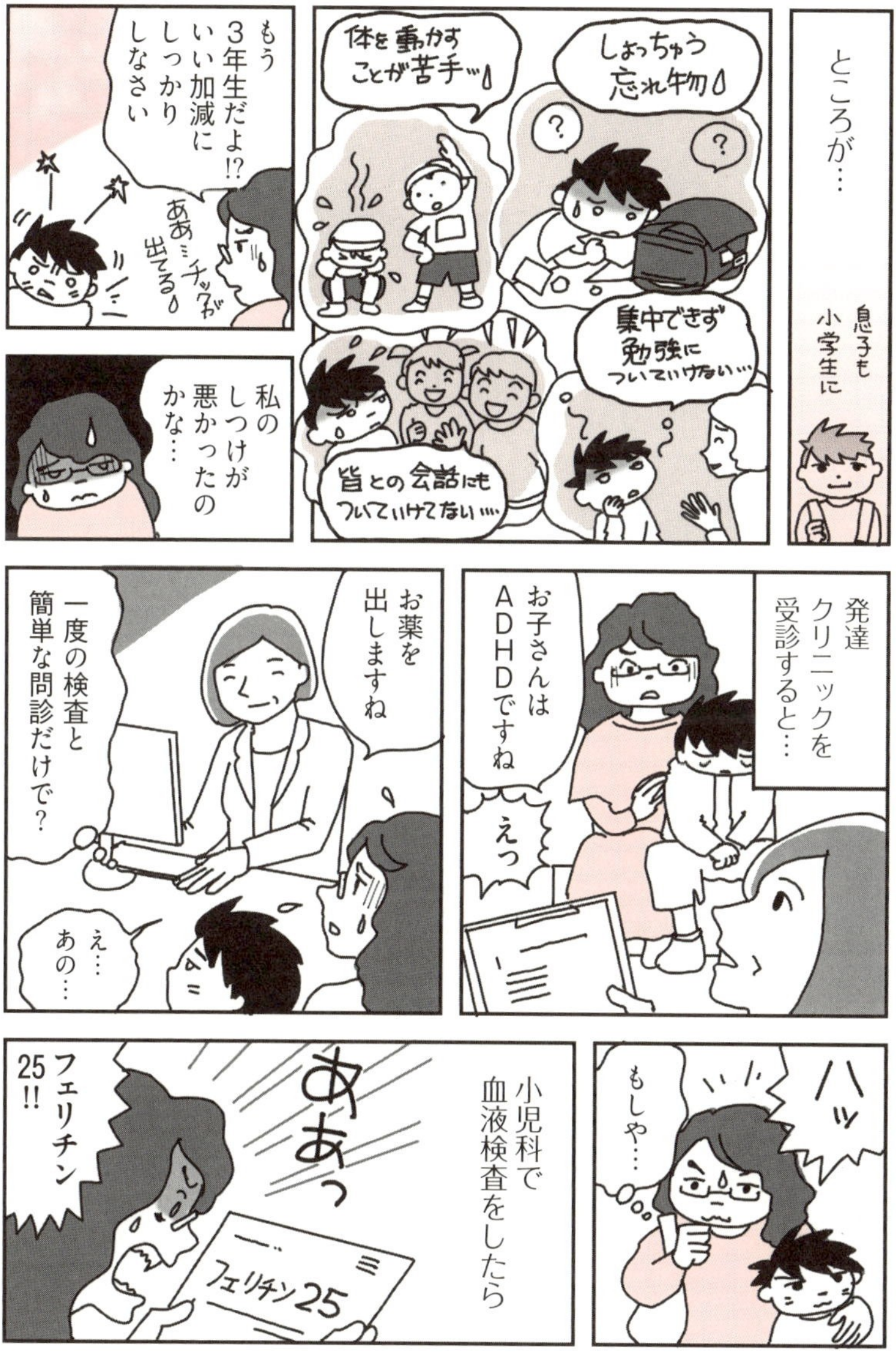
ところが…
息子も小学生に
しょっちゅう忘れ物
体を動かすことが苦手ッ
集中できず勉強についていけない…
皆との会話にもついていけてない…
もう3年生だよ!? いい加減にしっかりしなさい
ああ ミ チックが出てる
私のしつけが悪かったのかな…
発達クリニックを受診すると…
お子さんはADHDですね
えっ
お薬を出しますね
一度の検査と簡単な問診だけで?
え… あの…
ハッ
もしや…
小児科で血液検査をしたら
ああっ
フェリチン25!!
フェリチン25

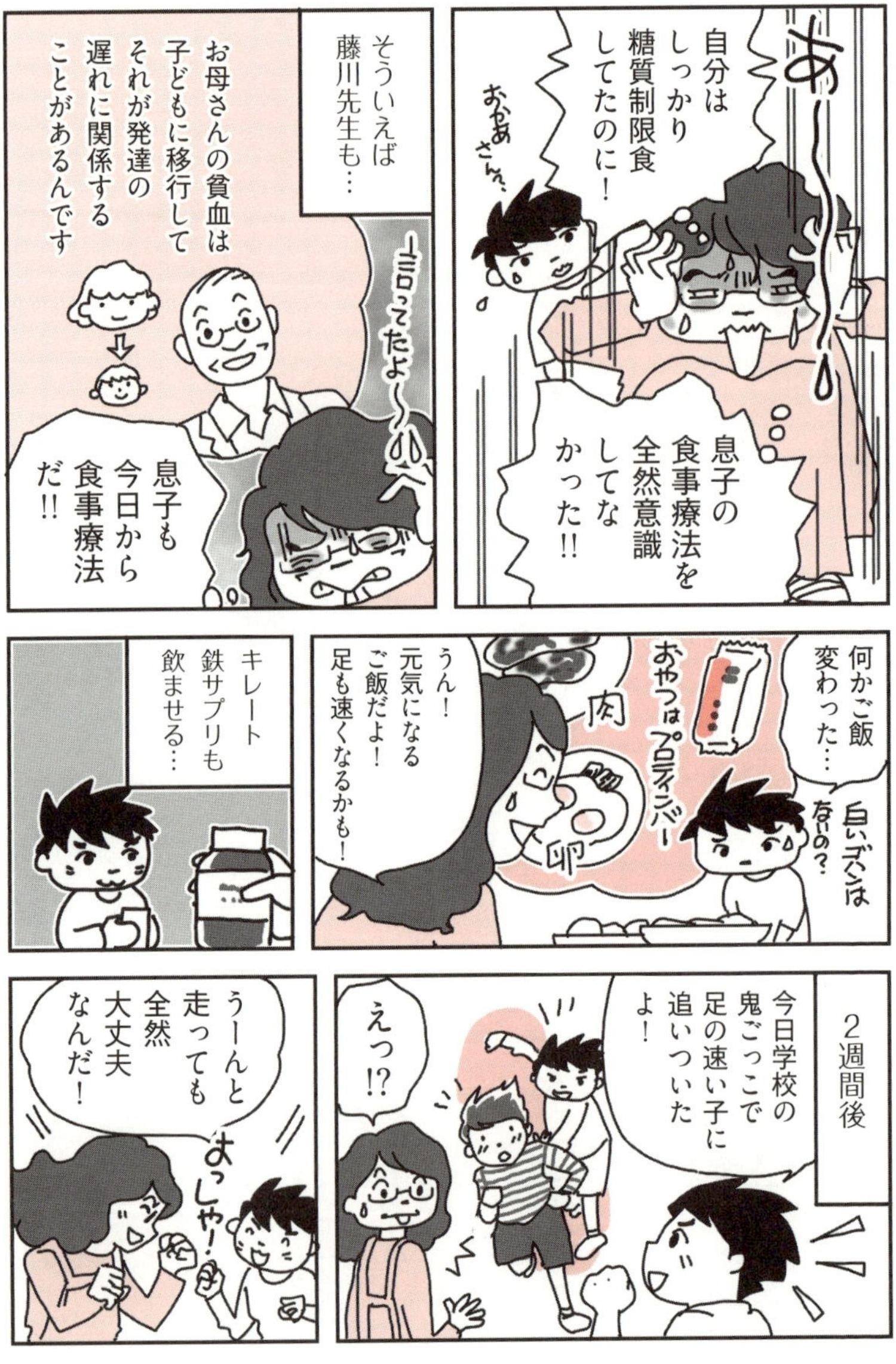
あ〜〜〜
自分はしっかり糖質制限食してたのに！
おかあさん…
息子の食事療法を全然意識してなかった!!
そういえば藤川先生も…
お母さんの貧血は子どもに移行してそれが発達の遅れに関係することがあるんです
言ってたよ〜
息子も今日から食事療法だ!!
何かご飯変わった…
白いゴハンはないの？
おやつはプロテインバー
肉
卵
うん！元気になるご飯だよ！足も速くなるかも！
キレート鉄サプリも飲ませる…
2週間後
今日学校の鬼ごっこで足の速い子に追いついたよ！
えっ!?
うーんと走っても全然大丈夫なんだ！
よっしゃ！

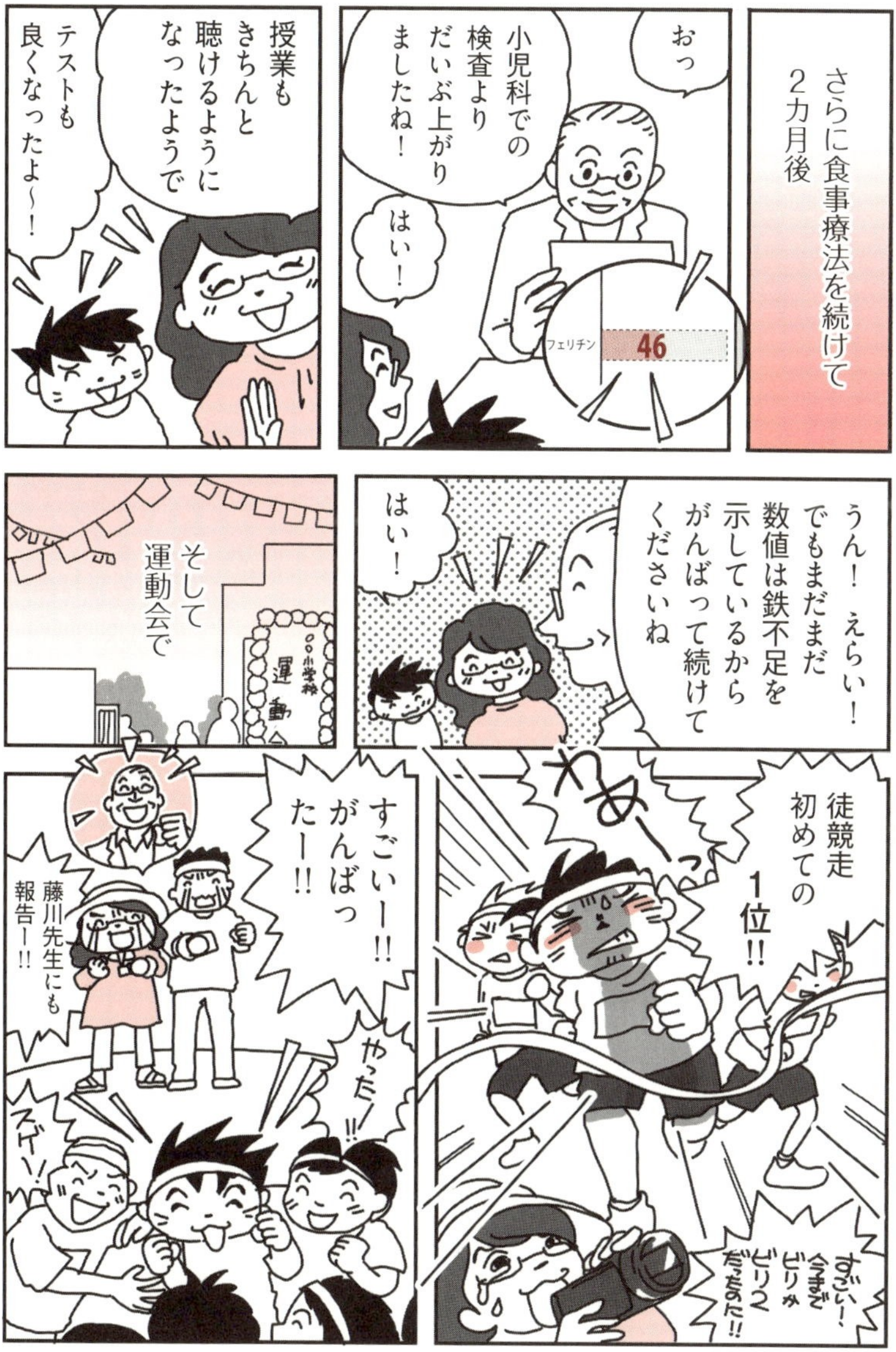
さらに食事療法を続けて
2カ月後
おっ
小児科での検査よりだいぶ上がりましたね！
はい！
フェリチン
46
授業もきちんと聴けるようになったようで
テストも良くなったよ～！
うん！ えらい！
でもまだまだ数値は鉄不足を示しているから
がんばって続けてくださいね
はい！
そして運動会で
徒競走初めての1位!!
わあ～っ
すごい～！ 今までビリかビリ2だったのに!!
すごいー!! がんばったー!!
藤川先生にも報告ー!!
やった!!
スゲー!!

症例 3

まずは自身が不安障害を克服

田中さん（仮名）親子の場合は、お母さんがご自身の治療のために旦那さんと来院したのが始まりでした。

お子さんが1歳のころのことです。産後、育児のストレスから不安障害を引き起こしたとのことで、悪夢や幻覚を見たり、不眠にも悩まされたりするようになったそうです。クリニックでの様子も不安やこだわりの強さが目立ち、会話もとりとめのない感じがありました。

少しずつ話を伺うと、かなりの偏食であることが分かり、血液検査の結果も当然の数値が出てきました。重篤な鉄・タンパク不足だったのです。鉄剤を処方すると同時に、食生活の改善を提案すると……体調が整うと同時に、体重がスルスルと落ちていきました。

糖質過多の食事から、高タンパク・低糖質な食事に切り替えると、太り過ぎている場合も痩せ過ぎている場合も、どちらも適正の体重に自然と近づいていくのです。

●知識と経験を子どものADHDに

ご自身の症状が落ち着いたのと入れ替わりで、今度は小学4年生のお子さんがADHDと診断されました。専門医から薬の処方を勧められたところで自身の経験を思い出し、フェリチン値を計測。果たしてその数値は25と、重篤な鉄不足という質的栄養失調の状態にあることに気が付いたのです。

気付いてからの行動の素早さは、とても素晴らしかったです。一度、二度、私のところにもお子さんを連れていらっしゃいましたが、検査と栄養指導の助言をしたのみ。あとは、お母さんが食事とサプリメントを駆使して、自分の力で彼の症状を落ち着かせたといっても過言ではありません。

初めて会ったときの息子さんは、足をバタバタさせたり地団駄のように踏みならしたり、お母さんとはまた違った落ち着きのなさがありました。ところが2カ月後にお会いしたときには、まだまだ鉄不足の状態にありながらも、すっかり別人のような雰囲気でした。きちんと椅子に座って、話を聞くことができるようになるまで、改善されていたのです。

親の心掛け、子どもの喜び

当初、息子さんは視機能にも問題が出ていると言われたそうです。足が遅かったり転びやすかったり、運動能力を必要とするような遊びでは、周囲の子についていけなかったり。机に向かっても、鉛筆が落ちたことに気付かなかったり、落ちそうになったのをキャッチするのが難しかったり……。

思い当たる節はたくさんあるけれど、「温かくサポートしてあげて」と言われるだけで具体的な措置は何も示されず。何をどうしたらよいのか途方に暮れた、とお母さんは振り返ります。

そんな中で始めた栄養療法を実践すると、少しずつ神経系統が適切に機能し始め、「足が速くなった」「いくら走っても疲れない」と日々、息子さんからうれしい報告が届くようになったそうです。

子どもの毎日が喜びにあふれるためなら、お母さんはどこまでもがんばれるのだなと強く感じたケースの一つでした。

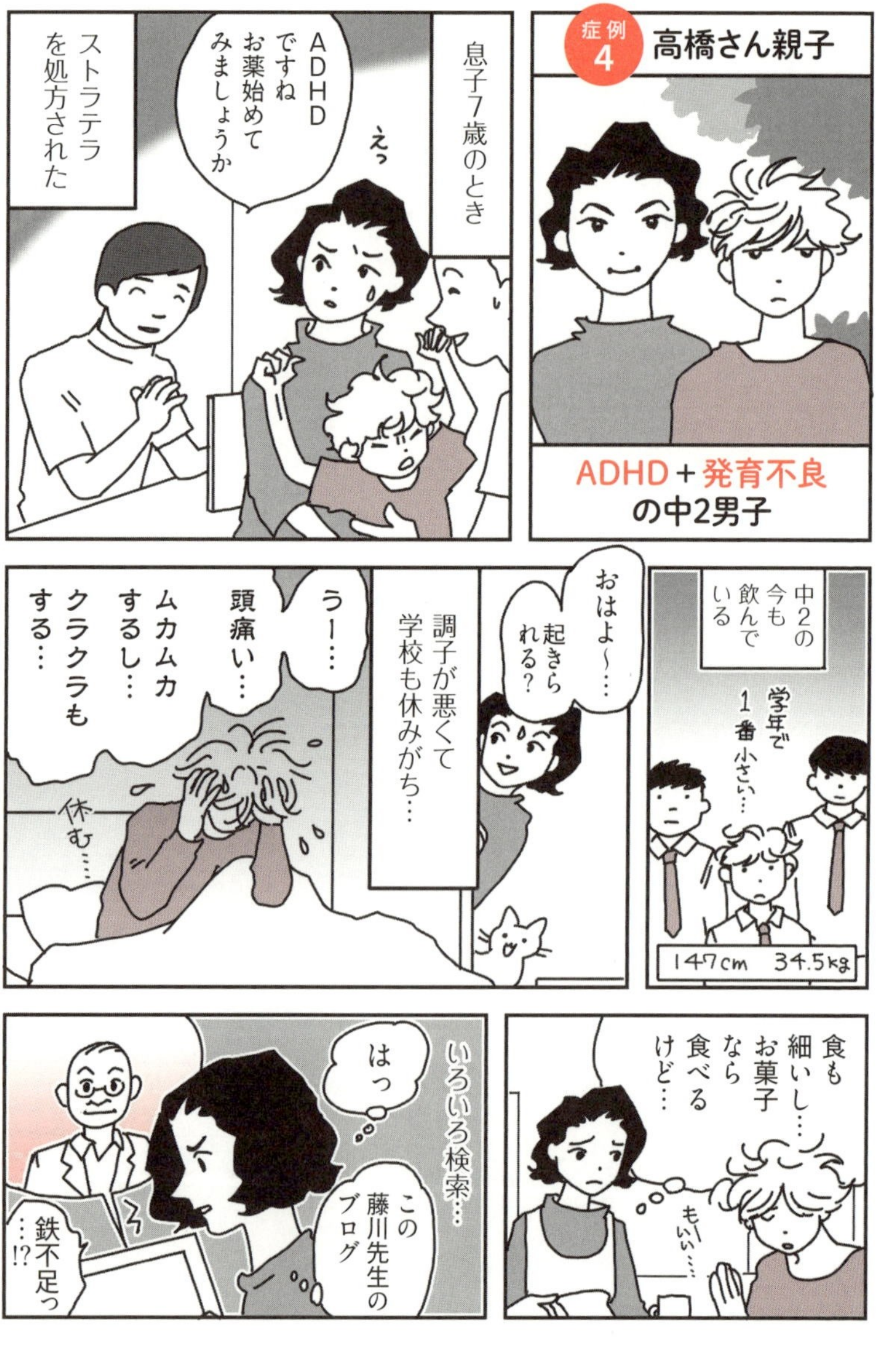
症例4
高橋さん親子
ADHD＋発育不良
の中2男子
息子7歳のとき
えっ
ADHDですね
お薬始めてみましょうか
ストラテラを処方された
中2の今も飲んでいる
学年で1番小さい…
147cm 34.5kg
おはよ～…
起きられる?
調子が悪くて学校も休みがち…
うー…
頭痛い…
ムカムカするし…
クラクラもする…
休む…
食も細いし…
お菓子なら食べるけど…
もーいい…
いろいろ検索…
はっ
この藤川先生のブログ
鉄不足っ…!?

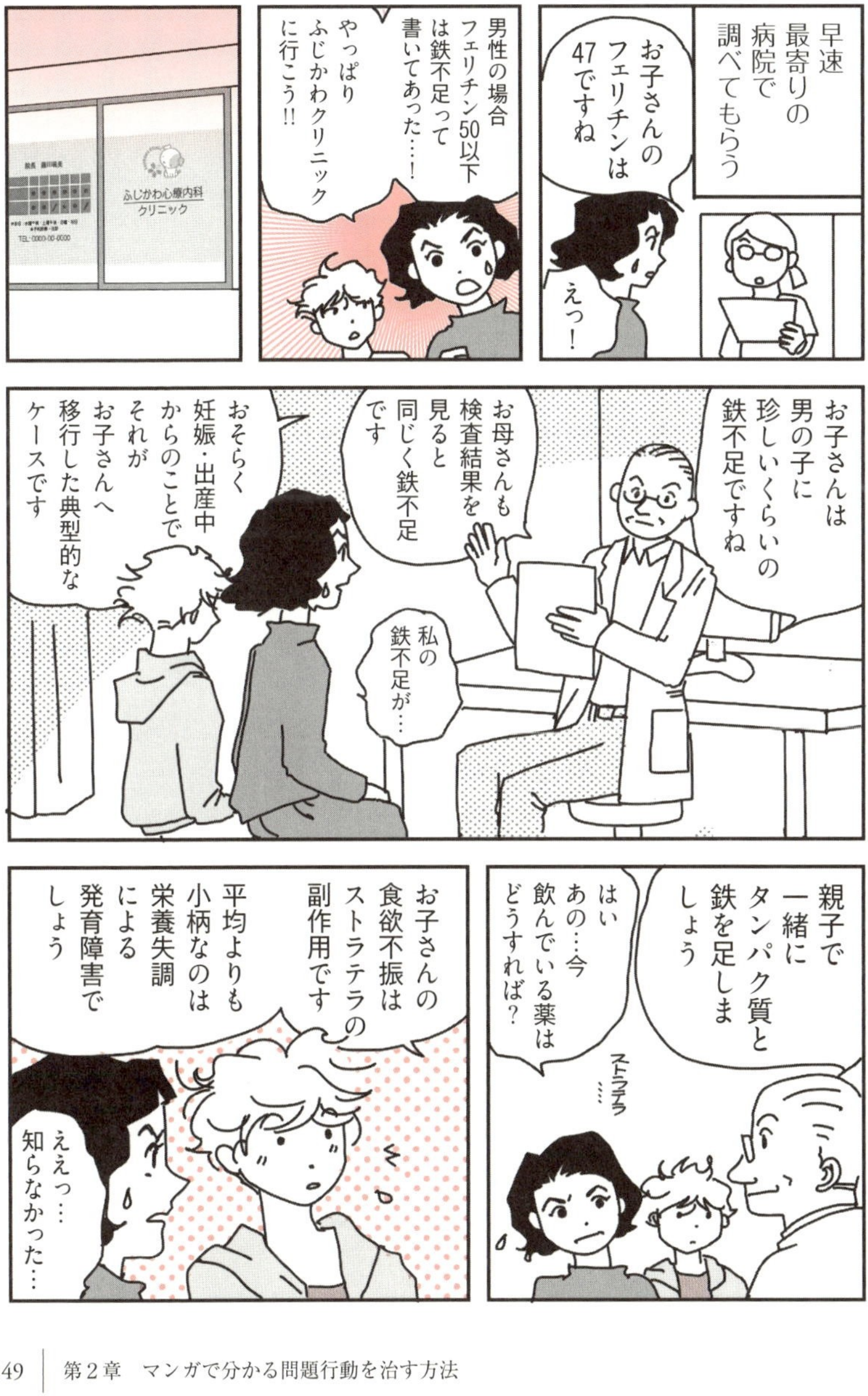
早速最寄りの病院で調べてもらう
お子さんのフェリチンは47ですね
えっ!
男性の場合フェリチン50以下は鉄不足って書いてあった…!
やっぱりふじかわクリニックに行こう!!
ふじかわ心療内科
クリニック
お子さんは男の子に珍しいくらいの鉄不足ですね
お母さんも検査結果を見ると同じく鉄不足です
私の鉄不足が…
おそらく妊娠・出産中からのことでそれがお子さんへ移行した典型的なケースです
親子で一緒にタンパク質と鉄を足しましょう
はいあの…今飲んでいる薬はどうすれば?
ストラテラ…
お子さんの食欲不振はストラテラの副作用です
平均よりも小柄なのは栄養失調による発育障害でしょう
ええっ…知らなかった…

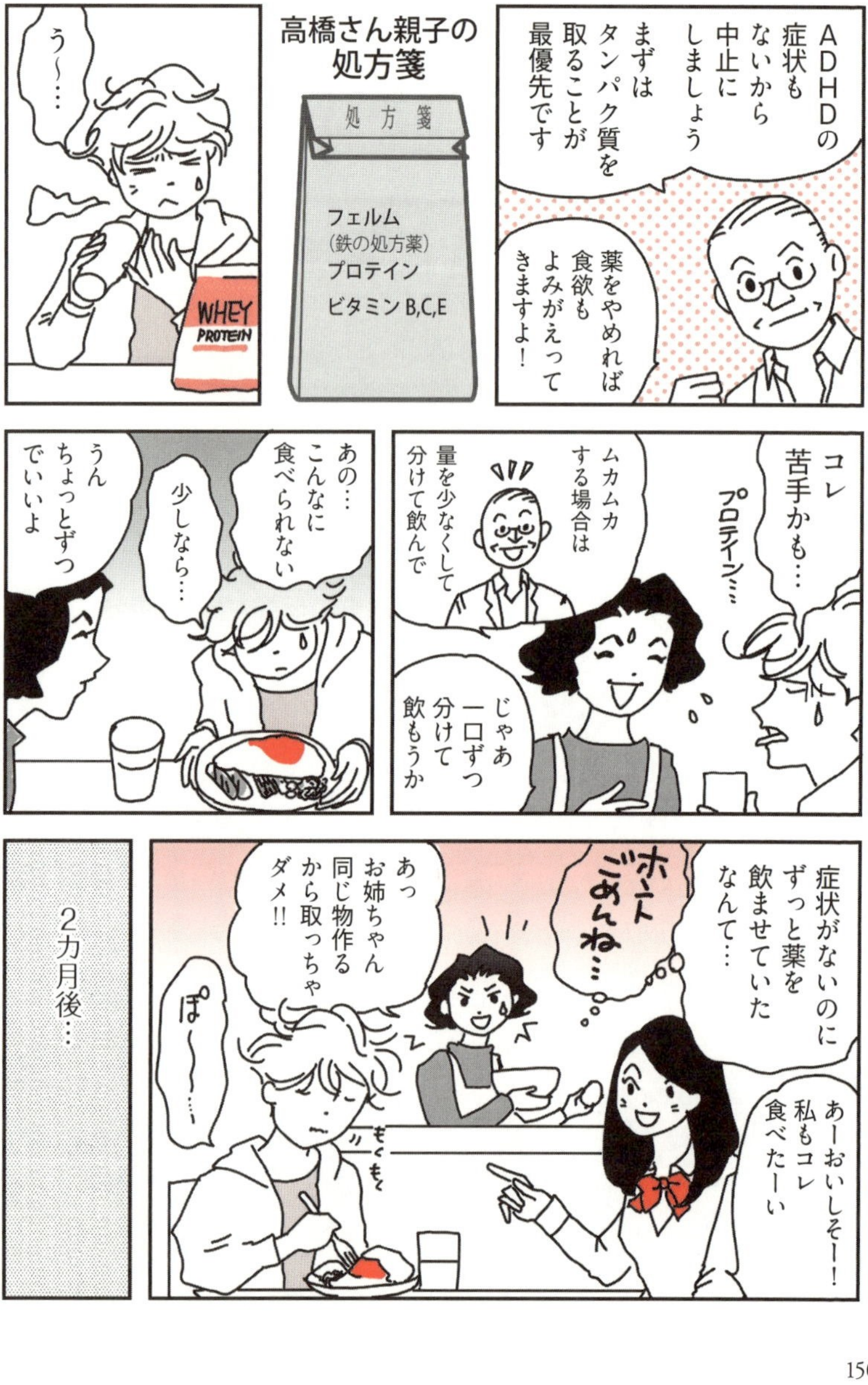
ADHDの症状もないから中止にしましょう
まずはタンパク質を取ることが最優先です
薬をやめれば食欲もよみがえってきますよ!
高橋さん親子の処方箋
処方箋
フェルム
(鉄の処方薬)
プロテイン
ビタミンB,C,E
う～…
WHEY PROTEIN
コレ苦手かも…
プロテイン…
ムカムカする場合は量を少なくして分けて飲んで
じゃあ一口ずつ分けて飲もうか
あの…こんなに食べられない
少しなら…
うんちょっとずつでいいよ
症状がないのにずっと薬を飲ませていたなんて…
ホントごめんね…
あーおいしそー!私もコレ食べたーい
あっお姉ちゃん同じ物作るから取っちゃダメ!!
もぐもぐ
ぽ～～…
2カ月後…

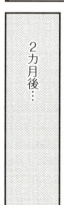

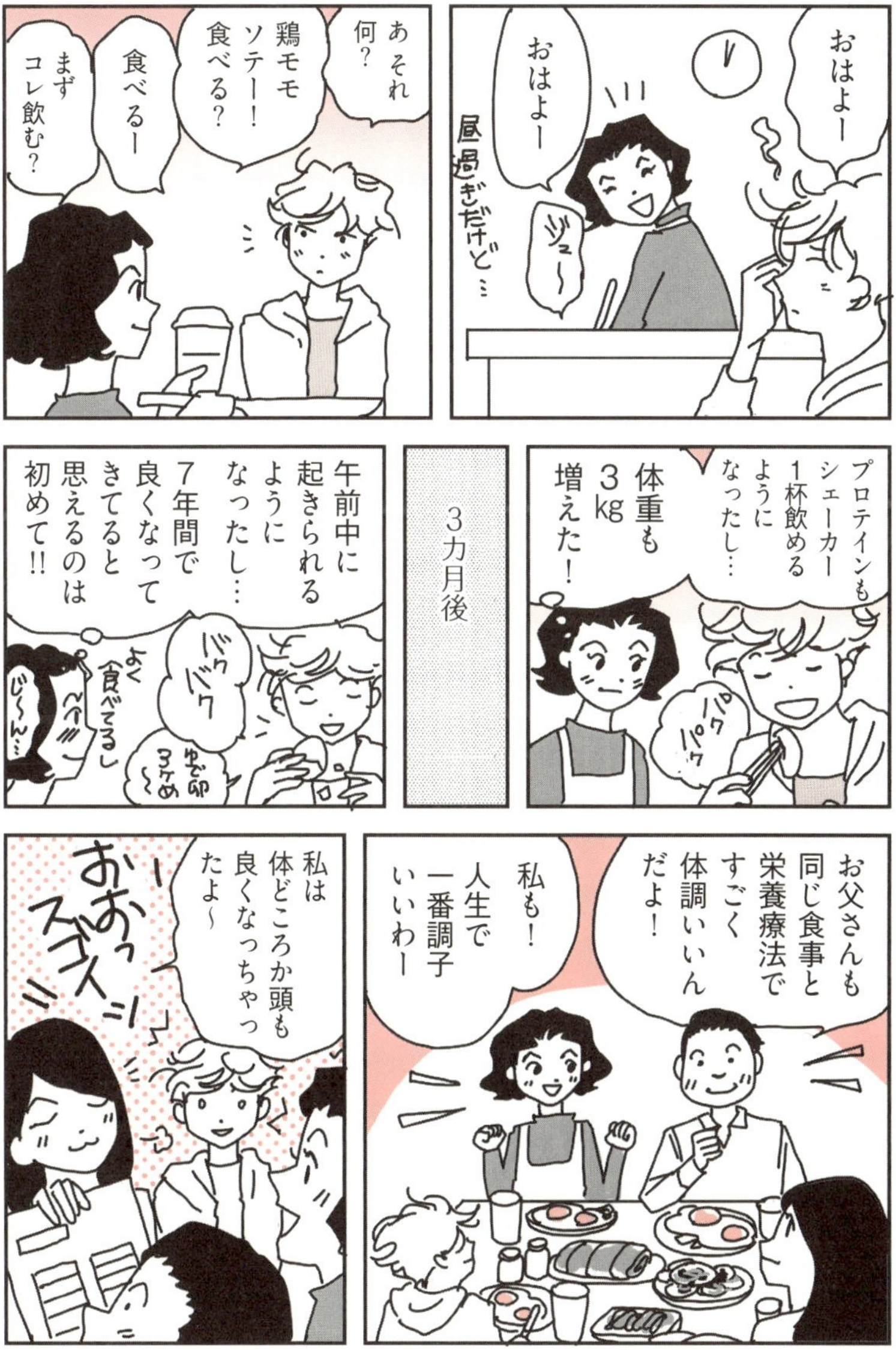
おはよー
おはよー
昼過ぎだけど…
ジュ〜
あそれ何？
鶏モモソテー！食べる？
食べるー
まずコレ飲む？
プロテインもシェーカー1杯飲めるようになったし…
体重も3kg増えた！
パクパク
3カ月後
午前中に起きられるようになったし…
7年間で良くなってきてると思えるのは初めて!!
バクバク
よく食べてるし
ゆで卵3ケめ〜
じ〜ん…
お父さんも同じ食事と栄養療法ですごく体調いいんだよ！
私も！人生で一番調子いいわー
私は体どころか頭も良くなっちゃったよ〜
おおっスゴイ

症例
4

薬の副作用による発達の阻害からの回復

7歳でADHDと診断を受けてから、14歳までの7年間、ずっと「ストラテラ」を飲み続けていた男の子のケースです。彼に見られた症状は、残念ながらほとんどが薬の副作用によるものでした。

学年で一番の低身長と低体重。続く食欲不振により、質的にも量的にも栄養失調に陥り、発達が阻害されていたのです。その原因は、7歳のときにADHDと診断されて以来、ずっと服用し続けていたストラテラにありました。

ADHDの薬物療法で処方されるストラテラやコンサータは、食欲低下を来して成長障害を引き起こす副作用があるのです。また、将来、統合失調症や双極性障害を発症するリスクを高めるともいわれています。

ＡＤＨＤは、幼少期の男児に多く見られる発達障害ですが、中学生になるころには自然と症状が出なくなることも多いのです。実際、このケースでも、すでにＡＤＨＤの症状は見られませんでした。

そこで、薬の服用はもう必要ないと判断し、代わりに鉄剤を処方。鉄・タンパク質とビタミン類の補給を最優先で進めました。

タンパク質が不足した体は臓器も弱く、そのためにプロテインを受け付けないことがあります。ご多分に漏れず、始めた当初は彼もなかなか受け付けられなかったため、朝昼晩１回に５グラム（一口）ずつの小分けにして取るように指導をしました。同時に、肉や魚も少量ずつでいいので、食べられる量を取るようにと伝えました。

摂取量が目安に届かないからといって、意味がないわけではありません。一口ずつだったとしても、栄養素は確実に体に補給されています。続けることで臓器が機能し始めて、摂取できる量が次第に増えていきます。

14歳くらいであれば、一日に肉を200グラム、卵なら3個くらいは食べられるとよいでしょう。

◉体は発達したがっている

薬を止めて3カ月。身長は147センチから151センチに伸び、体重は34・5キロから40キロに増えました。中学2年生としては、まだまだきゃしゃではあるけれど、開始前と比べたらずいぶん大きくたくましくなったなあと言いたくなりますし、これからまだまだ大きくなっていくでしょう。

大きな変化を目の当たりにしてあらためてADHDに対する処方について、考えさせられました。体は発達したがっている。栄養を欲しがっている。鉄分やタンパク質を与えるべきところに、果たして本当に成長を阻害する薬が必要なのでしょうか。すでに、薬の適用となる症状はなかったのに、です。

◉家族の元気という副産物

高橋さん（仮名）は、ご一家で高タンパク・低糖質な食事療法を実践していました。加えて、プロテインとATPブーストセット（196ページ）も継続されています。

息子さんもさることながら、ご両親がとても元気になっていたことがとても印象的でした。また、お姉さんも主に数学の成績が急上昇したそうで、家族みんながハッピーになっています。

薬の副作用に苦しむよりも、こういった幸せな副産物に喜べる親子を、これからも栄養療法を通じて増やし続けていきたいと思います。

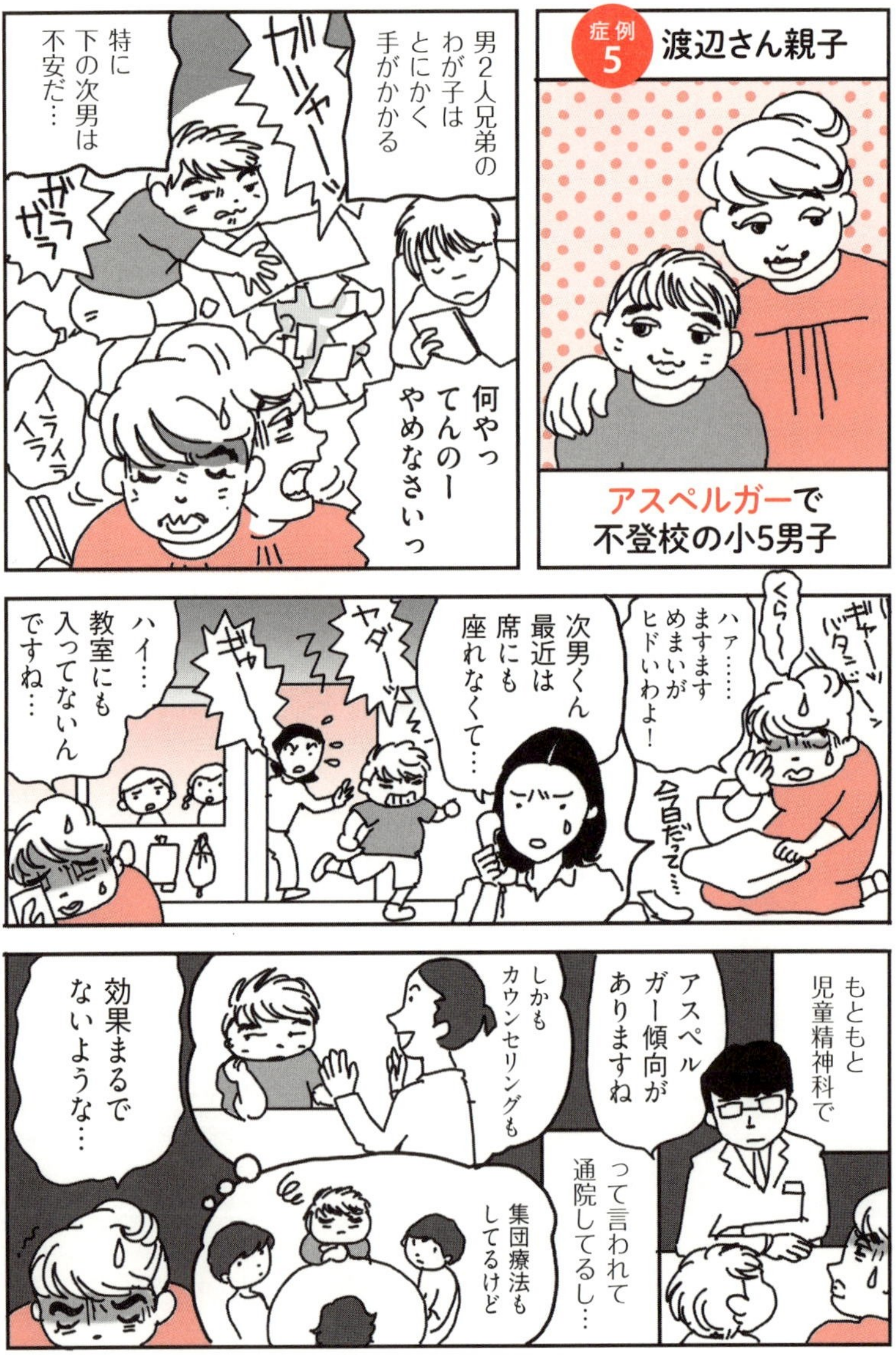
症例5
渡辺さん親子
アスペルガーで
不登校の小5男子
男2人兄弟のわが子はとにかく手がかかる
特に下の次男は不安だ…
ガラガラ
何やってんのー
やめなさいいっ
イライライラ
くら〜
ハァ……ますますめまいがヒドいわよ！
今日だって…
次男くん最近は席にも座れなくて…
ヤダーッ
ハイ…教室にも入ってないんですね…
もともと児童精神科で
アスペルガー傾向がありますね
って言われて通院してるし…
集団療法もしてるけど
しかもカウンセリングも
効果まるでないような…

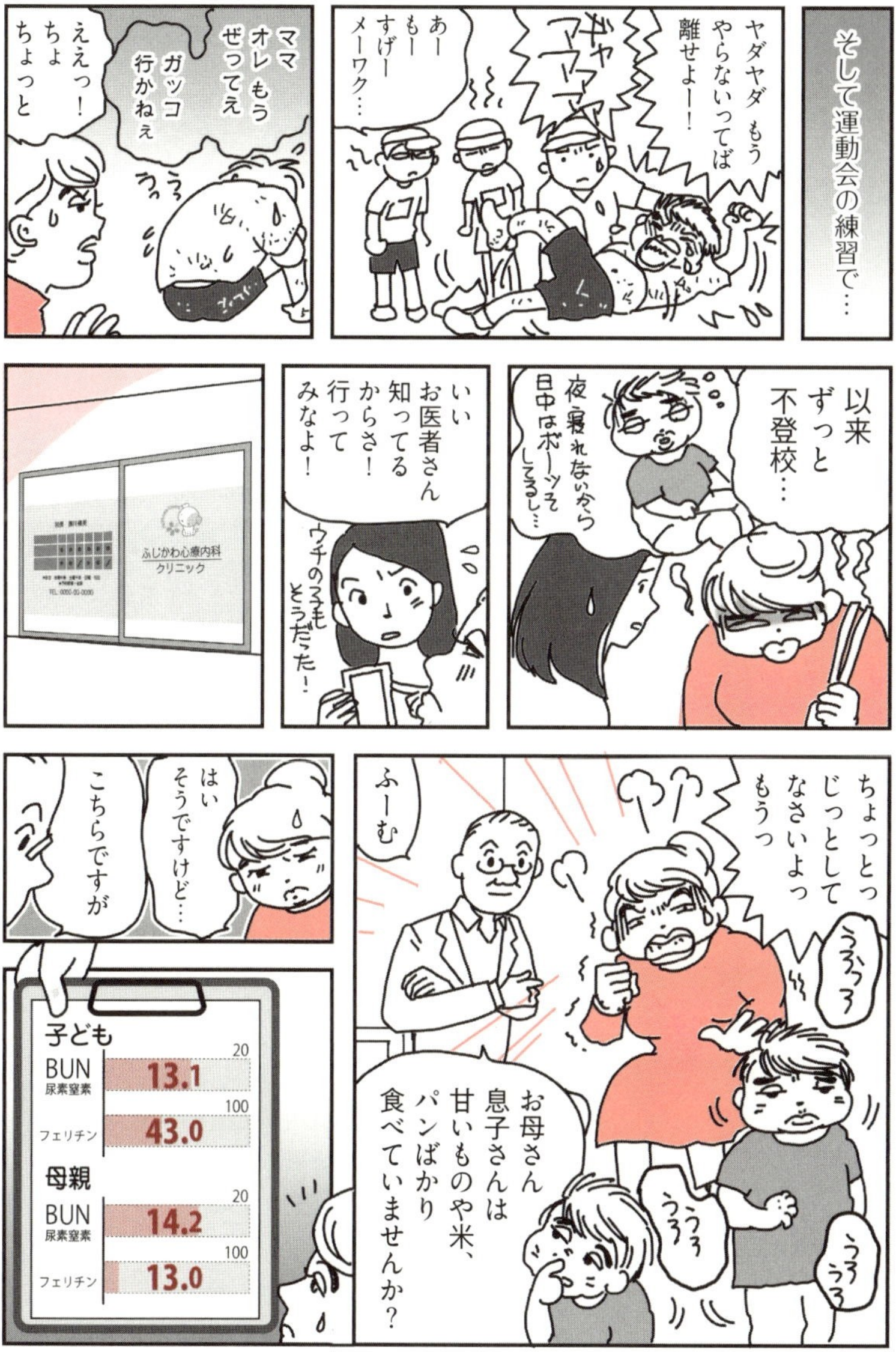
そして運動会の練習で…
ヤダヤダ もう やらないってば 離せよー！
ギャアアアア
あーもーすげーメーワク…
ママ オレもう ぜってえ ガッコ行かねぇ
ええっ！ちょ ちょっと
以来ずっと不登校…
夜寝れないから日中はボーッとしてるし…
いいお医者さん知ってるからさ！行ってみなよ！
ウチの子もそうだった！
ふじかわ心療内科クリニック
TEL 0000-00-0000
ちょっとっ じっとしてなさいよっ もうっ
ふーむ
うううう
お母さん 息子さんは甘いものや米、パンばかり食べていませんか？
はい そうですけど…
こちらですが
子ども
BUN 尿素窒素 13.1 20
フェリチン 43.0 100
母親
BUN 尿素窒素 14.2 20
フェリチン 13.0 100

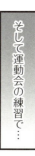

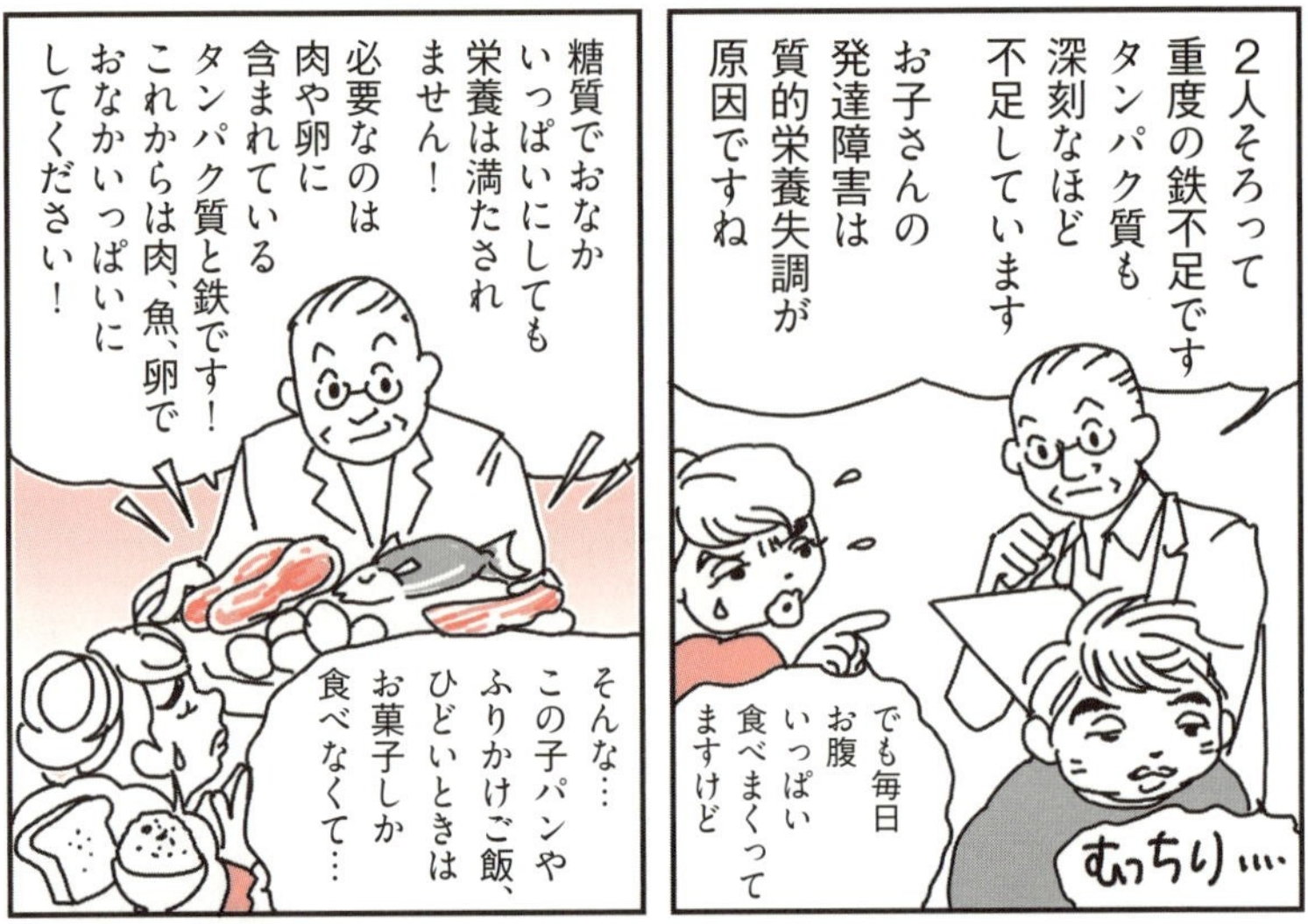

渡辺さん親子の処方箋

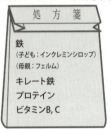

処方箋

鉄
（子ども：インクレミンシロップ）
（母親：フェルム）

キレート鉄

プロテイン

ビタミンB, C

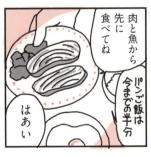

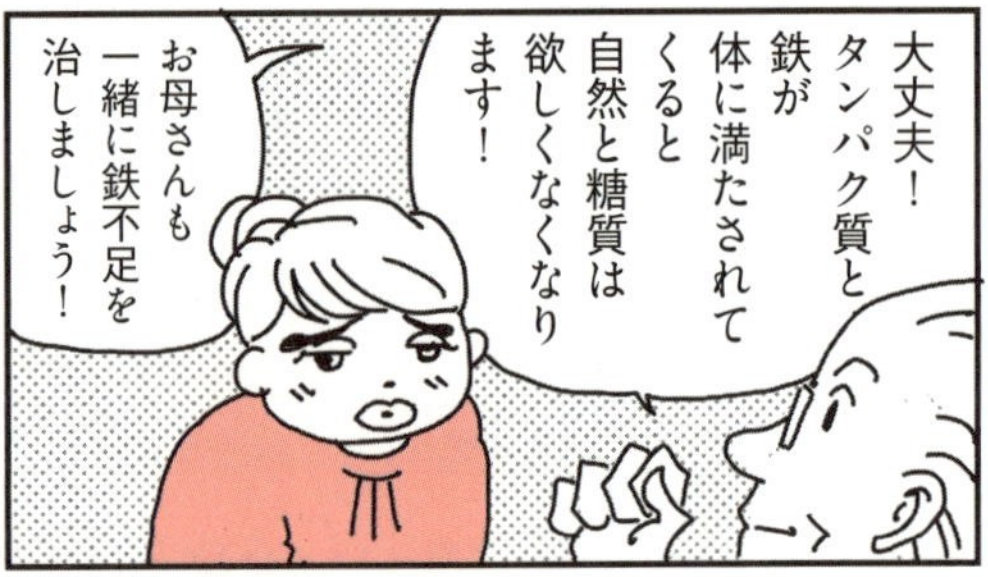

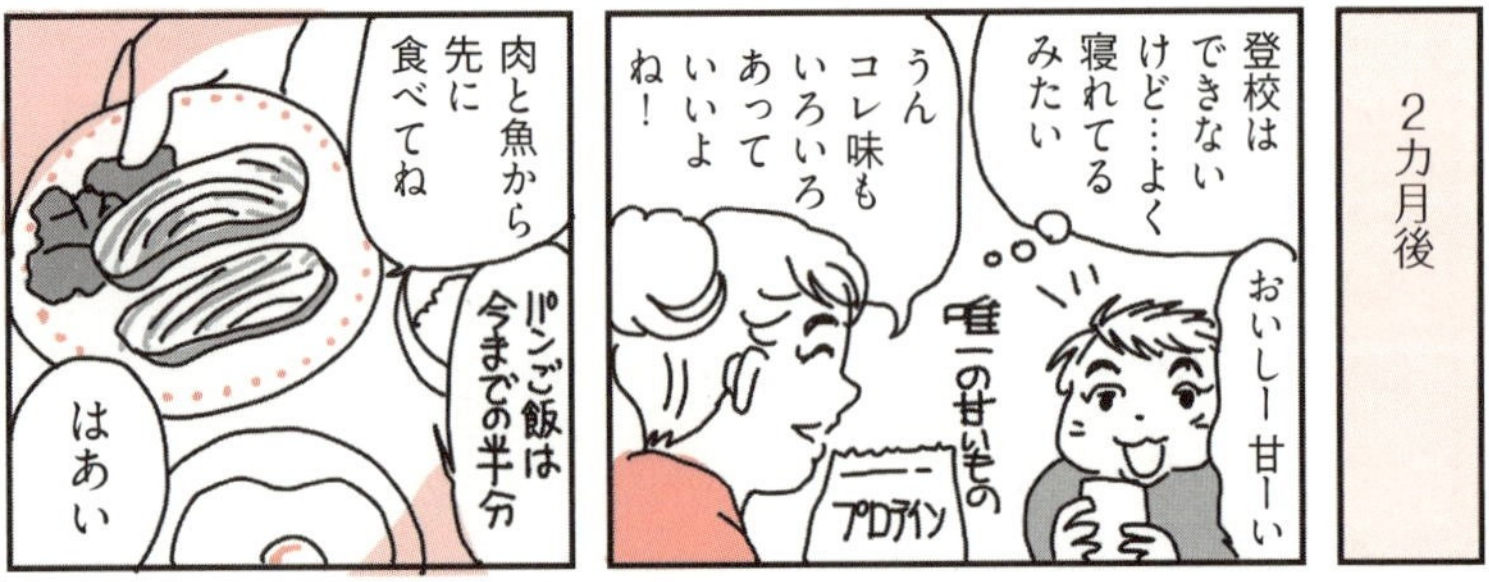

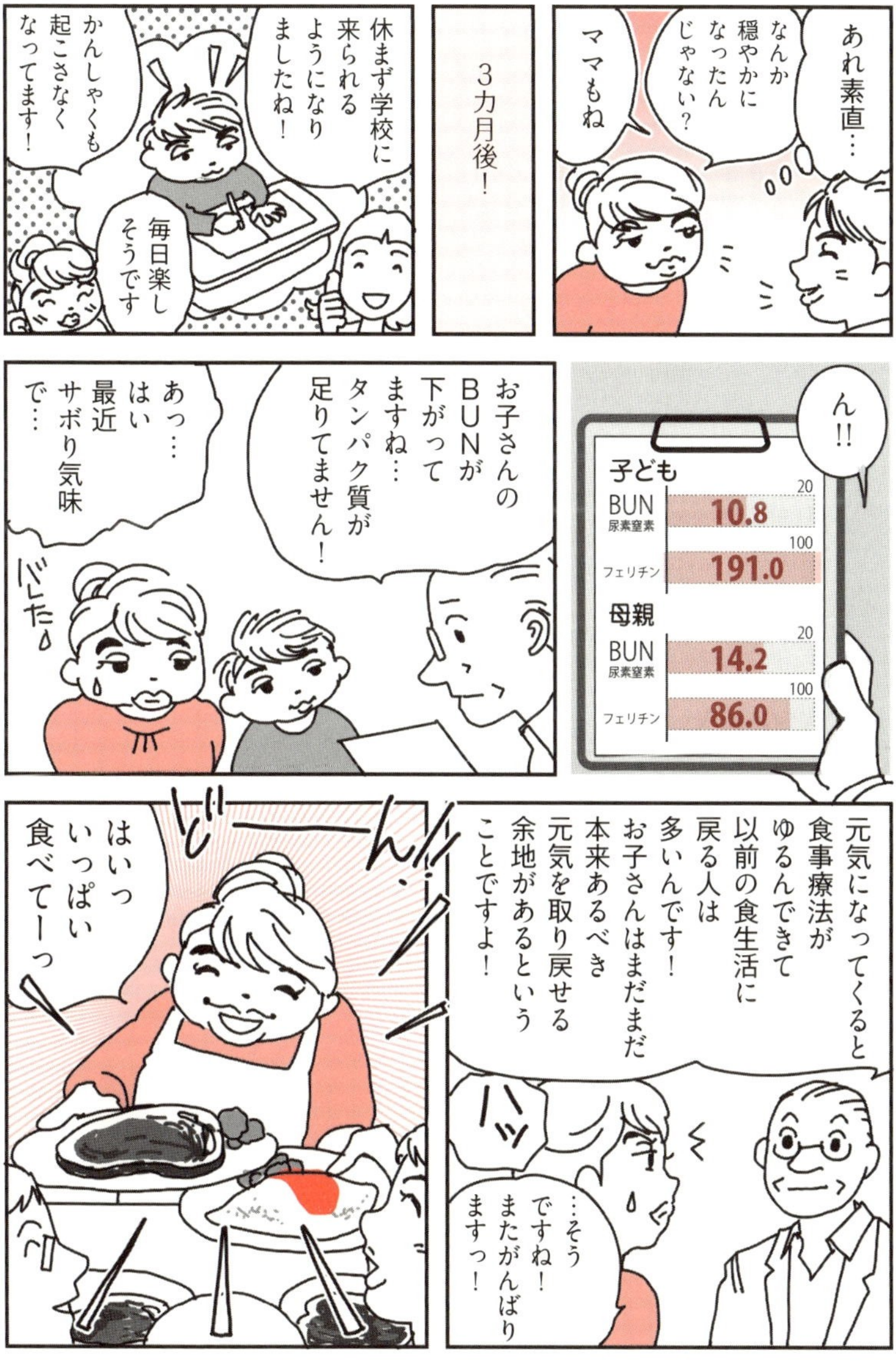
あれ素直…
なんか穏やかになったんじゃない?
ママもね
3カ月後!
休まず学校に来られるようになりましたね!
かんしゃくも起こさなくなってます!
毎日楽しそうです
ん!!
子ども
BUN 尿素窒素 10.8 20
フェリチン 191.0 100
母親
BUN 尿素窒素 14.2 20
フェリチン 86.0 100
お子さんのBUNが下がってますね… タンパク質が足りてません!
あっ…はい 最近サボり気味で…
バレた
元気になってくると食事療法がゆるんできて以前の食生活に戻る人は多いんです! お子さんはまだまだ本来あるべき元気を取り戻せる余地があるということですよ!
ハッ
…そうですね! またがんばりますっ!
どーーん!!
はいっ いっぱい食べてーっ

症例
5

立ちくらみは「普通」ではない

お子さんのかんしゃくや協調性のなさを嘆いていた渡辺さん（仮名）。クリニックに来てからも、落ち着かない様子の息子さんを何度も叱りつけていました。お母さんは気分の移り変わりが激しく、イライラすることが多いとのこと。当院では発達障害の治療の際には、お母さんのカルテも作り、血液検査をするのが原則です。結果たして検査の結果、親子共に重度の鉄不足。タンパク質も枯渇状態でした。お母さんは実際、ひどい立ちくらみがあるとのことで、親子そろって鉄剤とサプリメントによる栄養治療を開始しました。

時々「子育てをしていたら毎日慌ただしくなるもの。立ちくらみなんて、普通でしょ」というようなことを言う人がいます。「みんなしている」ことは「普通」なのでしょうか。いいえ、立ちくらみは普通ではありません。健康状態が良好であれば、起こらないことです。

立ちくらみの他にも、疲れやすさや朝起きられない、息切れなどがあっても、その状態が何年も何十年も続いているので、それらがあることが当たり前になってしまっている。そんなお母さんたちは非常に多いです。自分が元気になってみてから、初めて「こんなに体が楽なのは人生で初めてです！」となるのです。

みんながしているということは、みんなが鉄不足、みんなが質的栄養失調にあるということ。これは実際にデータとしても出ていましたね。

変化が現れ始めても、油断は禁物

初めこそ、糖質頼りの生活から卒業できるのか、不安視をしていたお母さんでしたが、鉄とタンパク質を十分に取りながら、ご飯を半量にしたり食パンを薄切りに変えたり……。できるところから、少しずつ始めていきました。

次第に子どもも自分も穏やかに過ごせる時間が増えてきていることに気付くと、努力がかたちになっているように感じて楽しみながらできるようになっていった、と報告を頂けました。

ところが3カ月後の血液検査により、お子さんのBUNの低下が発覚。タンパク質不足を指摘すると「実は、最近ちょっとサボっていました」とお母さん。

渡辺さんに限らず、元気になってくると気が緩んでしまうようで、糖質メインの食生活に戻ってしまう人は少なからずいます。食生活が元に戻れば当然、落ち着いた症状も復活します。

栄養治療は根本改善を目指すものですが、根本を改善するということは根付いた習慣を変えるということ。そう簡単にはいきません。結局は、継続こそが治療という名の力になるのです。

もちろん、人間ですから時には油断してしまうこともあるでしょう。それは仕方がないとして、大切なのはその後の切り替えです。

もしも、だらけてしまいそうなときは、この症例の渡辺さんのように「わが子には、まだ本来あるべき元気を取り戻せる余地がある」と、気持ちを改めてみてください。

切り替えに自信が持てなさそう……ということであれば、もう手に届くところに糖質を置かないのが一番です。なぜ、家でそれを食べることができるのか。お母さんが買ってくるから、ですよね。

甘いものには中毒性があります。子どもの意志の力で食べないでいることは難しいため、目に入るところに置かない、近づけない、遠ざけることが大切です。

ちなみに、この男の子のアスペルガーは完治。今は来院していません。私はそのことを「親子そろって元気です」という便りだと受け止めています。

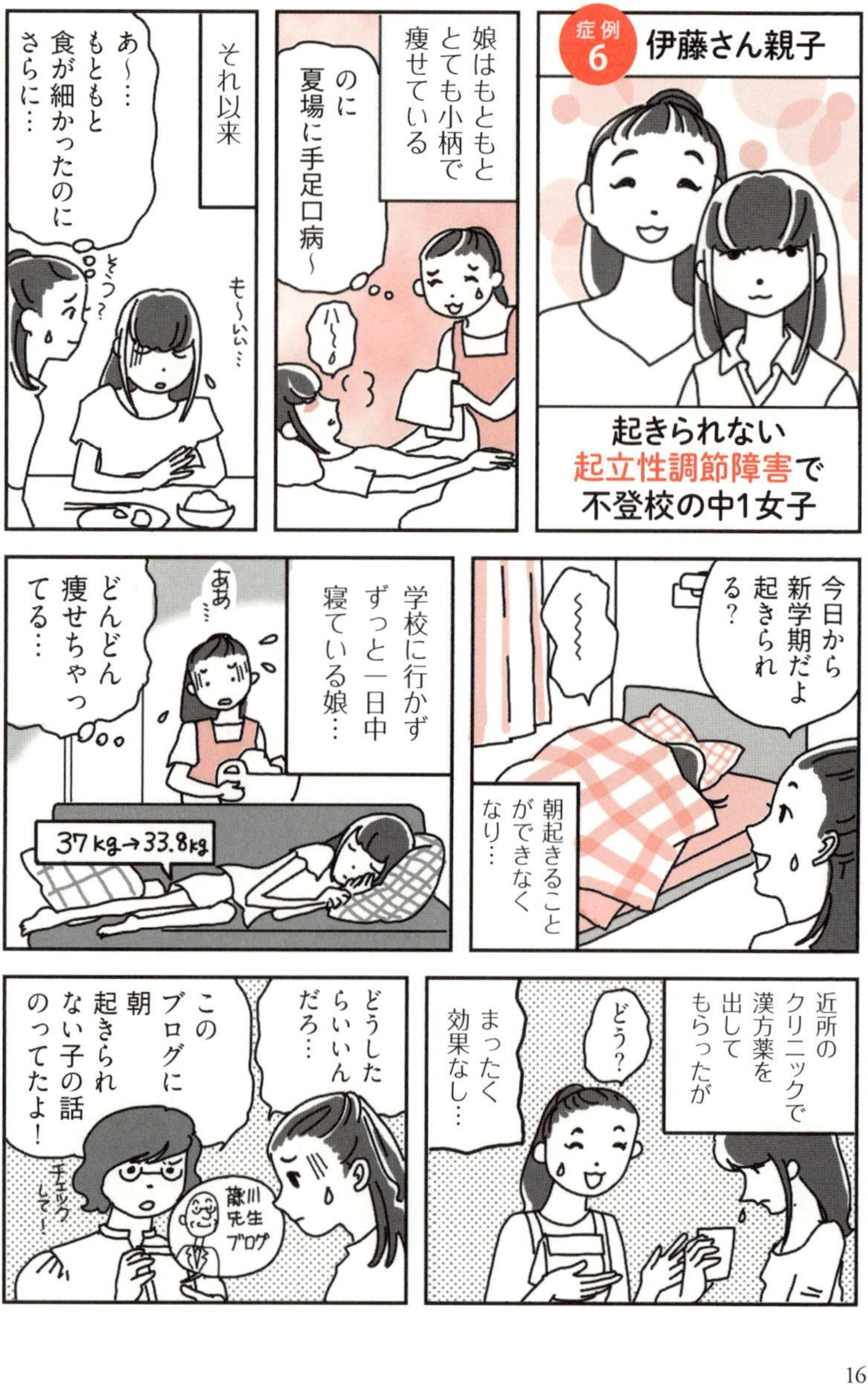
症例6
伊藤さん親子
起きられない起立性調節障害で不登校の中1女子
娘はもともととても小柄で痩せている
のに夏場に手足口病～
ハ～…
それ以来
あ～…もともと食が細かったのにさらに…
どう？
も～いい…
今日から新学期だよ起きられる？
朝起きることができなくなり…
学校に行かずずっと一日中寝ている娘…
ああ…
どんどん痩せちゃってる…
37kg→33.8kg
近所のクリニックで漢方薬を出してもらったが
どう？
まったく効果なし…
どうしたらいいんだろ…
このブログに朝起きられない子の話のってたよ！
藤川先生ブログ
チェックして！

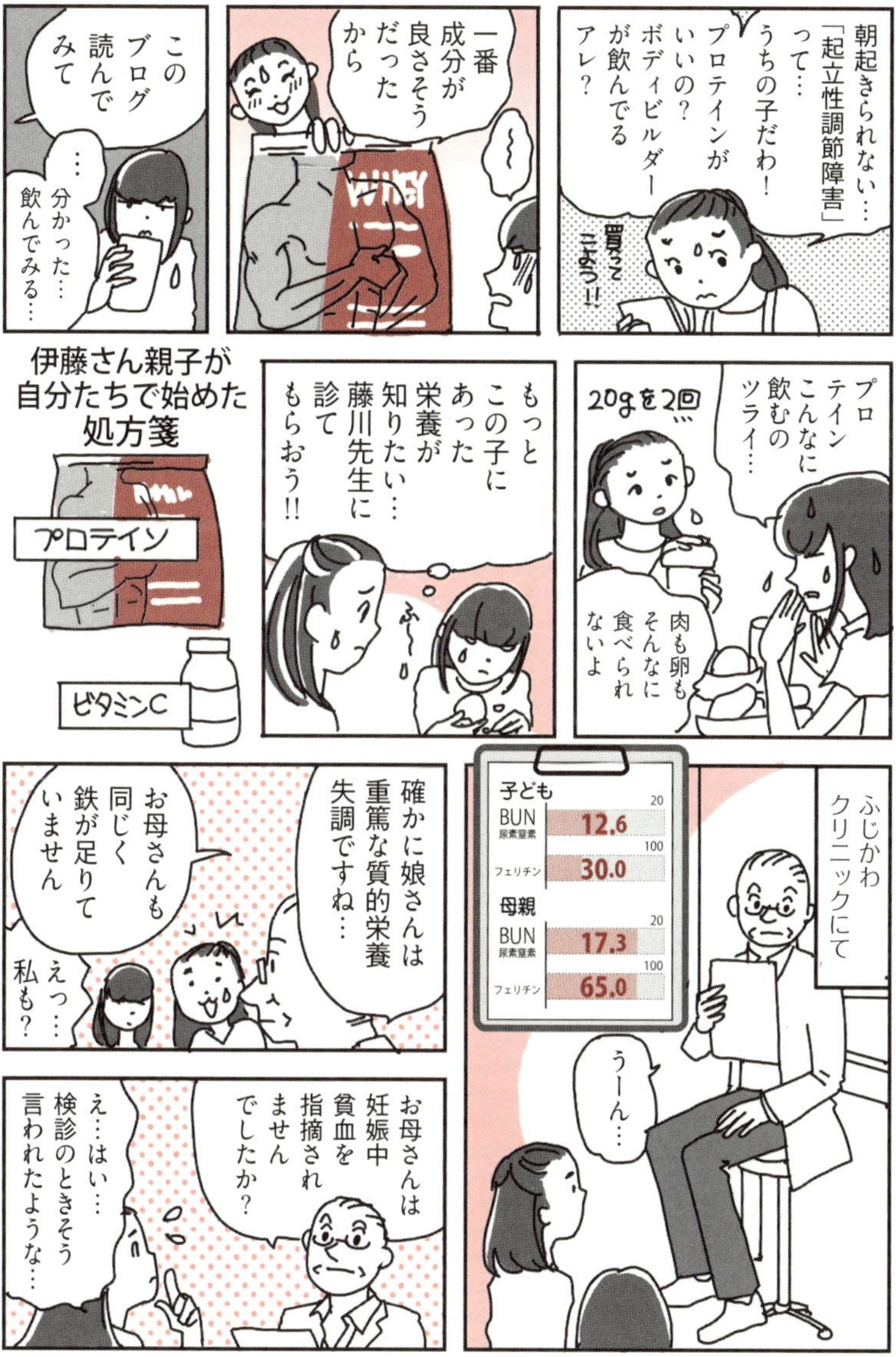
朝起きられない…「起立性調節障害」って…うちの子だわ！
プロテインがいいの？ボディビルダーが飲んでるアレ？
買ってこよう!!
一番成分が良さそうだったから
～～
WHEY
このブログ読んでみて
…分かった…飲んでみる…
プロテインこんなに飲むのツライ…
20gを2回…
肉も卵もそんなに食べられないよ
もっとこの子にあった栄養が知りたい…藤川先生に診てもらおう!!
ふ～～
伊藤さん親子が自分たちで始めた処方箋
プロテイン
ビタミンC
ふじかわクリニックにて
子ども
BUN 尿素窒素 12.6 20
フェリチン 30.0 100
母親
BUN 尿素窒素 17.3 20
フェリチン 65.0 100
うーん…
確かに娘さんは重篤な質的栄養失調ですね…
お母さんも同じく鉄が足りていません
えっ…私も？
お母さんは妊娠中貧血を指摘されませんでしたか？
え…はい…検診のときそう言われたような…

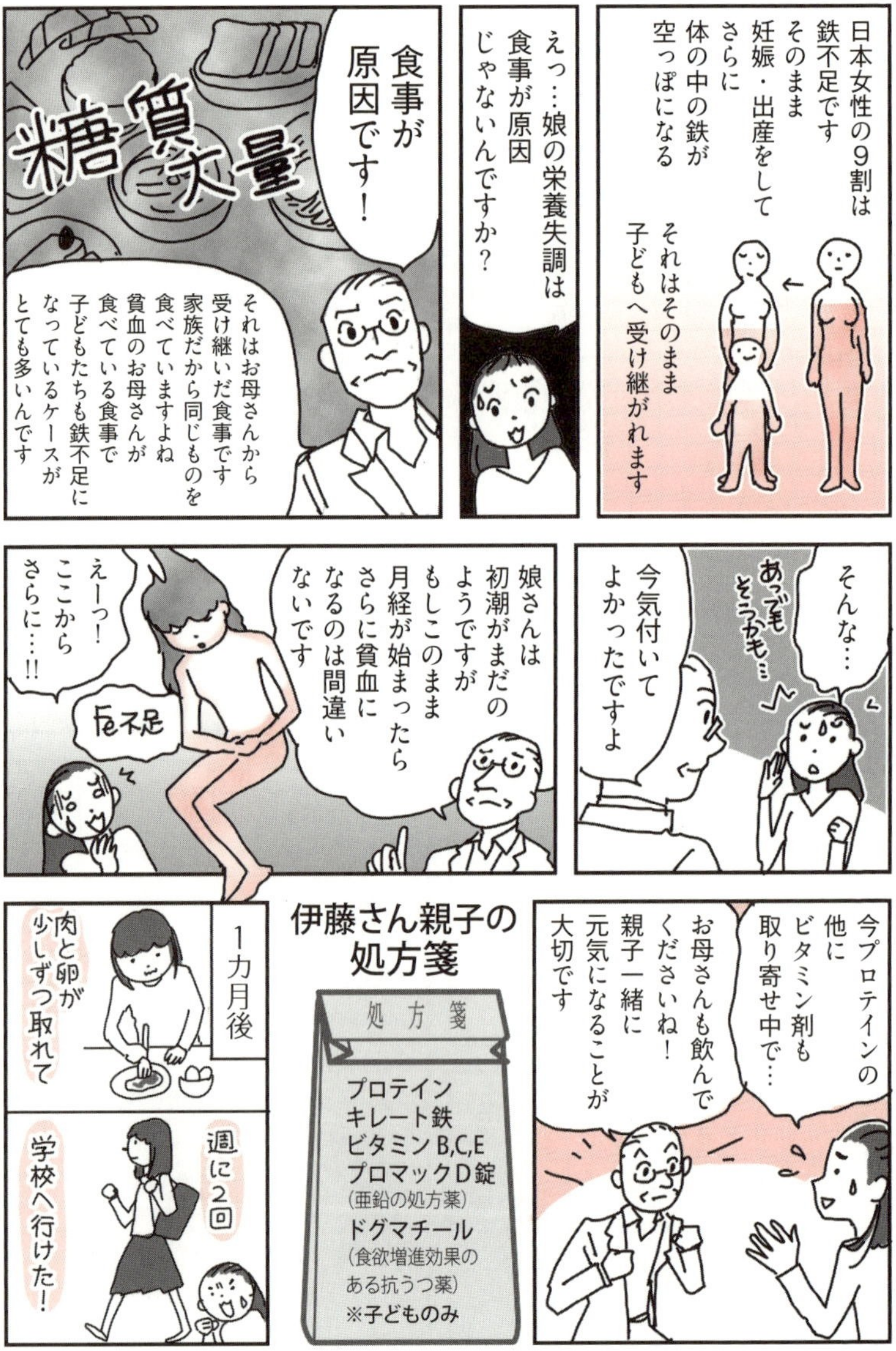
日本女性の9割は鉄不足です
そのまま妊娠・出産をしてさらに体の中の鉄が空っぽになる
それはそのまま子どもへ受け継がれます
えっ…娘の栄養失調は食事が原因じゃないんですか？
食事が原因です！
糖質大量
それはお母さんから受け継いだ食事です 家族だから同じものを食べていますよね 貧血のお母さんが食べている食事で子どもたちも鉄不足になっているケースがとても多いんです
そんな…
あっでもそっかも…
今気付いてよかったですよ
娘さんは初潮がまだのようですがもしこのまま月経が始まったらさらに貧血になるのは間違いないです
Fe不足
えーっ！ここからさらに…!!
今プロテインの他にビタミン剤も取り寄せ中で…
お母さんも飲んでくださいね！親子一緒に元気になることが大切です
伊藤さん親子の処方箋
処方箋
プロテイン
キレート鉄
ビタミンB,C,E
プロマックD錠
（亜鉛の処方薬）
ドグマチール
（食欲増進効果のある抗うつ薬）
※子どものみ
1カ月後
肉と卵が少しずつ取れて
週に2回
学校へ行けた！

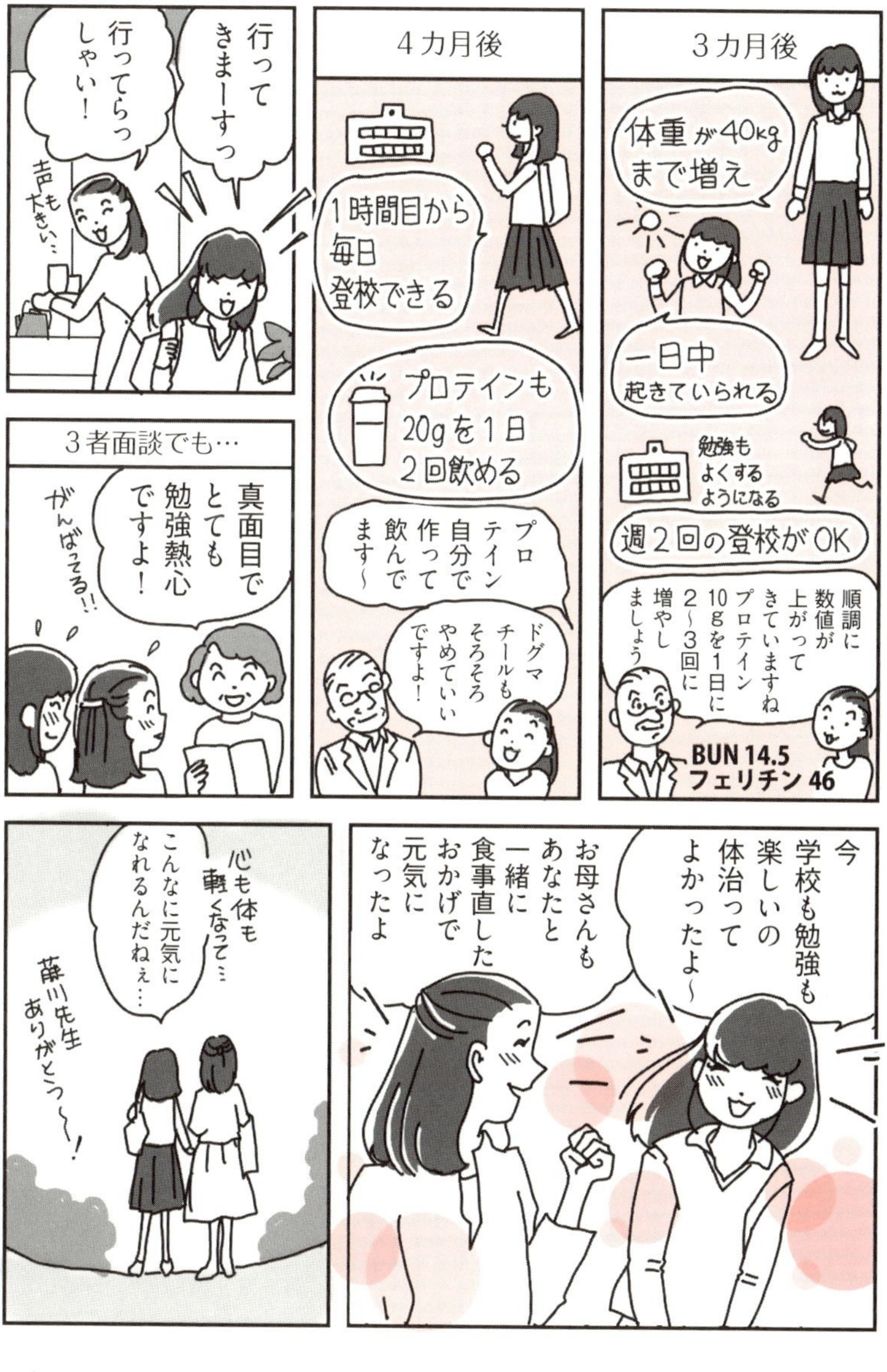
3カ月後
体重が40kgまで増え
一日中起きていられる
勉強もよくするようになる
週２回の登校がOK
順調に数値が上がってきていますね プロテイン10gを1日に2～3回に増やしましょう
BUN 14.5
フェリチン 46
4カ月後
1時間目から毎日登校できる
プロテインも20gを1日2回飲める
プロテイン自分で作って飲んでます～
ドグマチールもそろそろやめていいですよ！
行ってきまーすっ
行ってらっしゃい！
声も大きい…
3者面談でも…
真面目でとても勉強熱心ですよ！
がんばってる!!
今学校も勉強も楽しいの体治ってよかったよ～
お母さんもあなたと一緒に食事直したおかげで元気になったよ
心も体も軽くなって…こんなに元気になれるんだねぇ…
藤川先生ありがとう～～！

症例6 典型的な女子中学生ODの実態

昨今、かなり多くの女子中学生が起立性調節障害に悩まされていると聞きます。伊藤（仮名）家の娘さんも体調を崩したことをきっかけに、あれよあれよという間に起きられなくなり、2カ月後には不登校になってしまいました。

不登校というと、精神的な何かがあるのでは……と心配する方もいらっしゃいますが、「朝起きられない」「夕方まで寝転がっている」という事実は、重度の鉄・タンパク不足を示しています。

そもそもの原因は、やはりお母さんにありました。検診で貧血を指摘されていたのです。幸い、娘さんは初経を迎える前でした。これ以上の鉄不足は避けたかったので、タイミング良く気付くことができて、本当に良かったと思っています。

●健やかさこそが、美しさ

プロテインを「体重（キログラム）×2分の1」グラムと、鉄、亜鉛の処方薬（プロマックD錠）とビタミンを飲み始め、同時に食欲増進効果を期待し、抗うつ薬のドグマチールを処方しました（その後、ドグマチールは卒業。現在の処方薬は、プロマックのみ）。

BUNもフェリチン値も順調に上がり、4カ月たつころには毎日、登校できるようになりました。治療開始直後とこのころとでは、やはり顔の血色が違います。共に始めたお母さんも、体調の良さを感じているようで「こんなに元気になれるなんて」とうれしそうにしていました。

娘さんもお母さんも、体調が良くなるにつれてイキイキと、いい表情を見せるようになったと思います。2人を見ていると、健やかさこそが美しさであると、あらためて実感させられました。

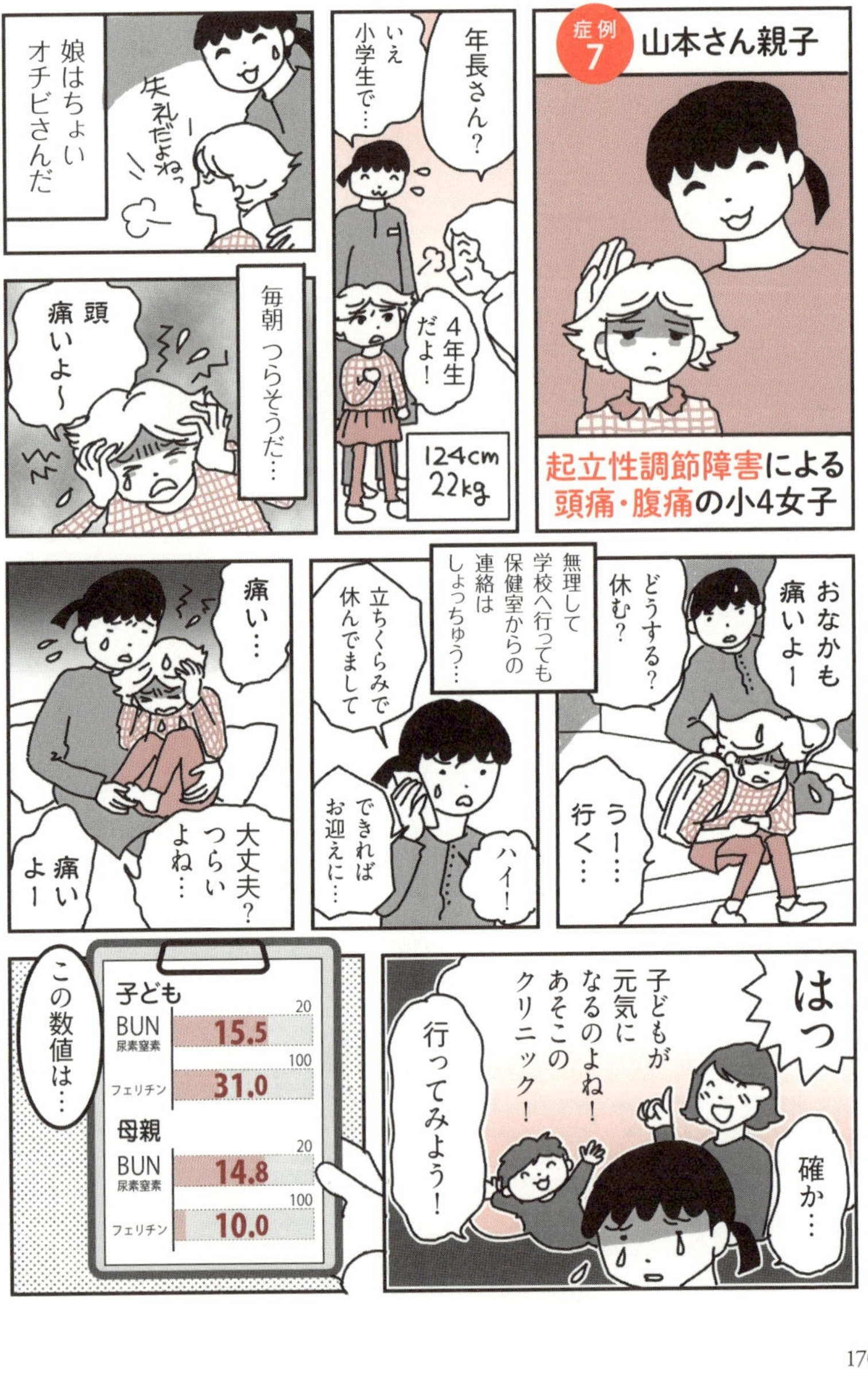
症例7
山本さん親子
起立性調節障害による頭痛・腹痛の小4女子
年長さん？
いえ小学生で…
4年生だよ！
124cm 22kg
娘はちょいオチビさんだ
失礼だよねっ
毎朝 つらそうだ…
頭痛いよ〜
おなかも痛いよー
どうする？休む？
うー…行く…
無理して学校へ行っても保健室からの連絡はしょっちゅう…
立ちくらみで休んでまして
できればお迎えに…
ハイ！
痛い…
大丈夫？つらいよね…
痛いよー
はっ
子どもが元気になるのよね！あそこのクリニック！
確か…
行ってみよう！
この数値は…
子ども
BUN 尿素窒素 20 15.5
フェリチン 100 31.0
母親
BUN 尿素窒素 20 14.8
フェリチン 100 10.0

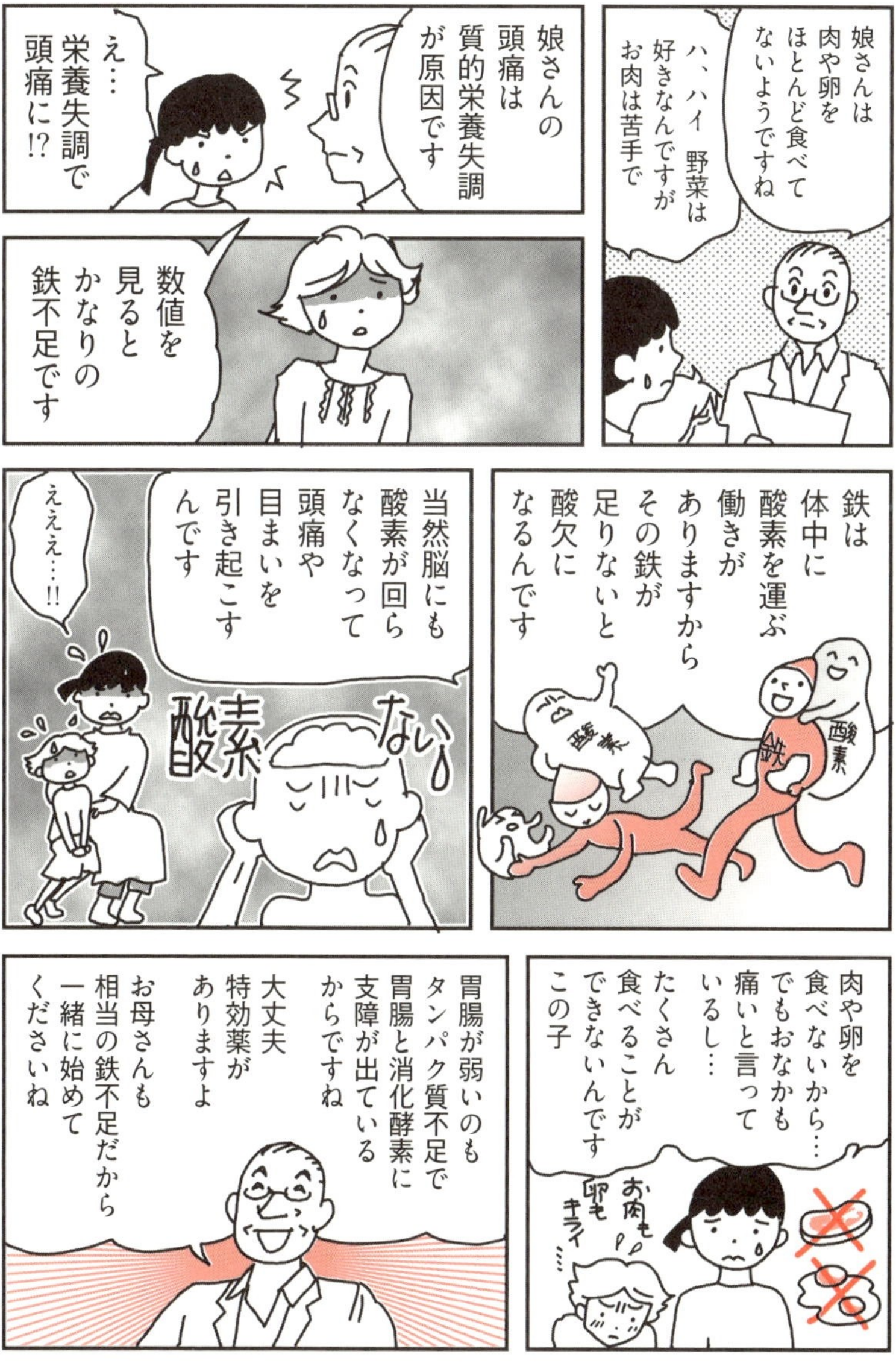
娘さんは肉や卵をほとんど食べてないようですね
ハ、ハイ 野菜は好きなんですがお肉は苦手で
娘さんの頭痛は質的栄養失調が原因です
え…栄養失調で頭痛に!?
数値を見るとかなりの鉄不足です
鉄は体中に酸素を運ぶ働きがありますから その鉄が足りないと酸欠になるんです
鉄
酸素
酸素
当然脳にも酸素が回らなくなって頭痛や目まいを引き起こすんです
えええ…!!
酸素ない
肉や卵を食べないから…でもおなかも痛いと言っているし…たくさん食べることができないんです この子
お肉も卵もキライ…
胃腸が弱いのもタンパク質不足で胃腸と消化酵素に支障が出ているからですね
大丈夫 特効薬がありますよ
お母さんも相当の鉄不足だから一緒に始めてくださいね

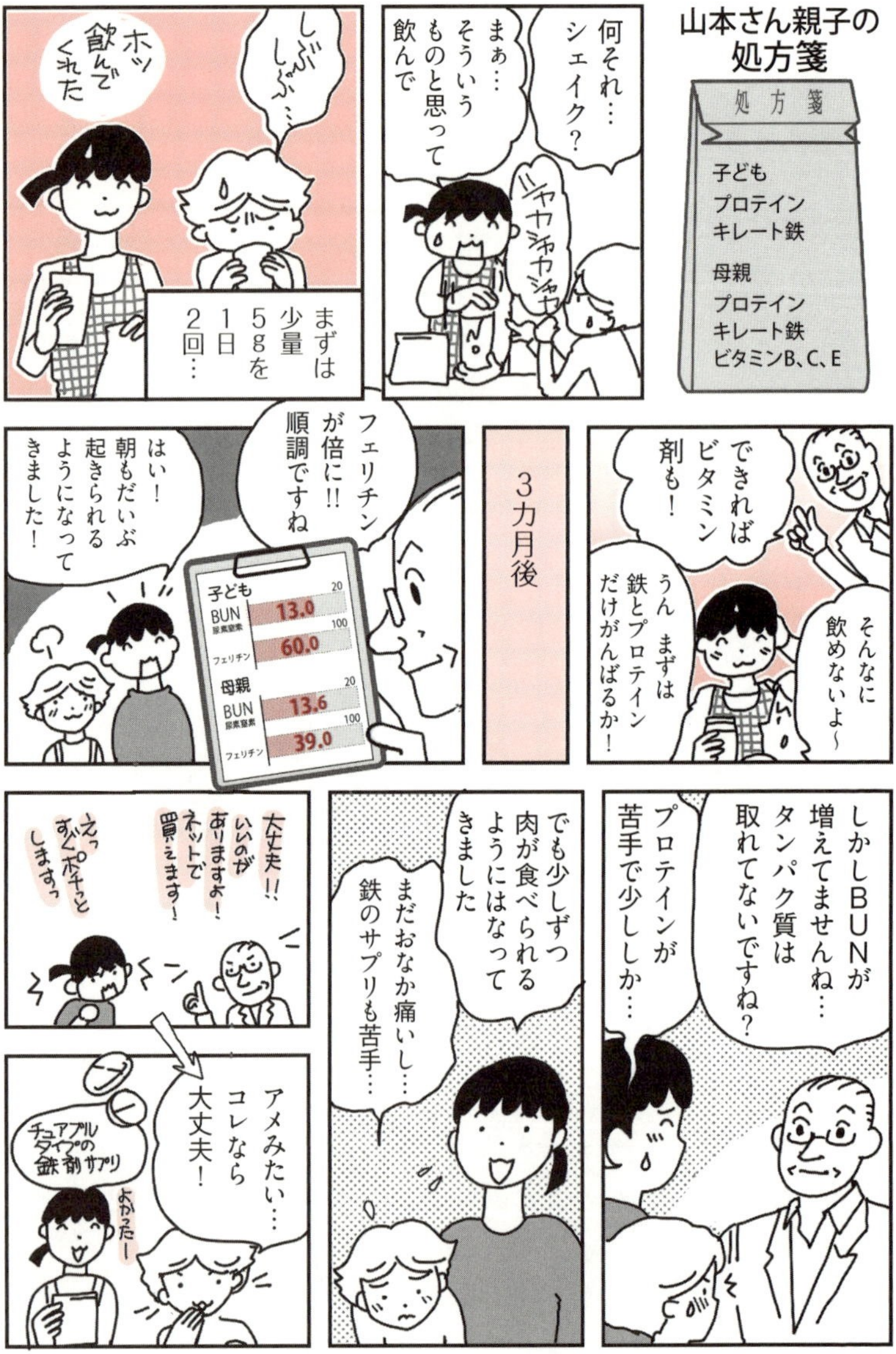

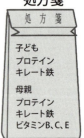

山本さん親子の処方箋
処方箋
子ども
プロテイン
キレート鉄
母親
プロテイン
キレート鉄
ビタミンB、C、E
何それ…シェイク?
まぁ…そういうものと思って飲んで
シャカシャカシャカ
しぶしぶ…
ホッ 飲んでくれた
まずは少量5gを1日2回…
できればビタミン剤も!
そんなに飲めないよ~
うん まずは鉄とプロテインだけがんばるか!
3カ月後
フェリチンが倍に!!順調ですね
はい!朝もだいぶ起きられるようになってきました!
子ども
BUN 尿素窒素 13.0
フェリチン 60.0
母親
BUN 尿素窒素 13.6
フェリチン 39.0
しかしBUNが増えてませんね…タンパク質は取れてないですね?
プロテインが苦手で少ししか…
でも少しずつ肉が食べられるようにはなってきました
まだおなか痛いし…鉄のサプリも苦手…
大丈夫!! いいのがありますよ!ネットで買えます!
えっ すぐポチっとしますっ
アメみたい…コレなら大丈夫!
チュアブルタイプの鉄剤サプリ
よかったー

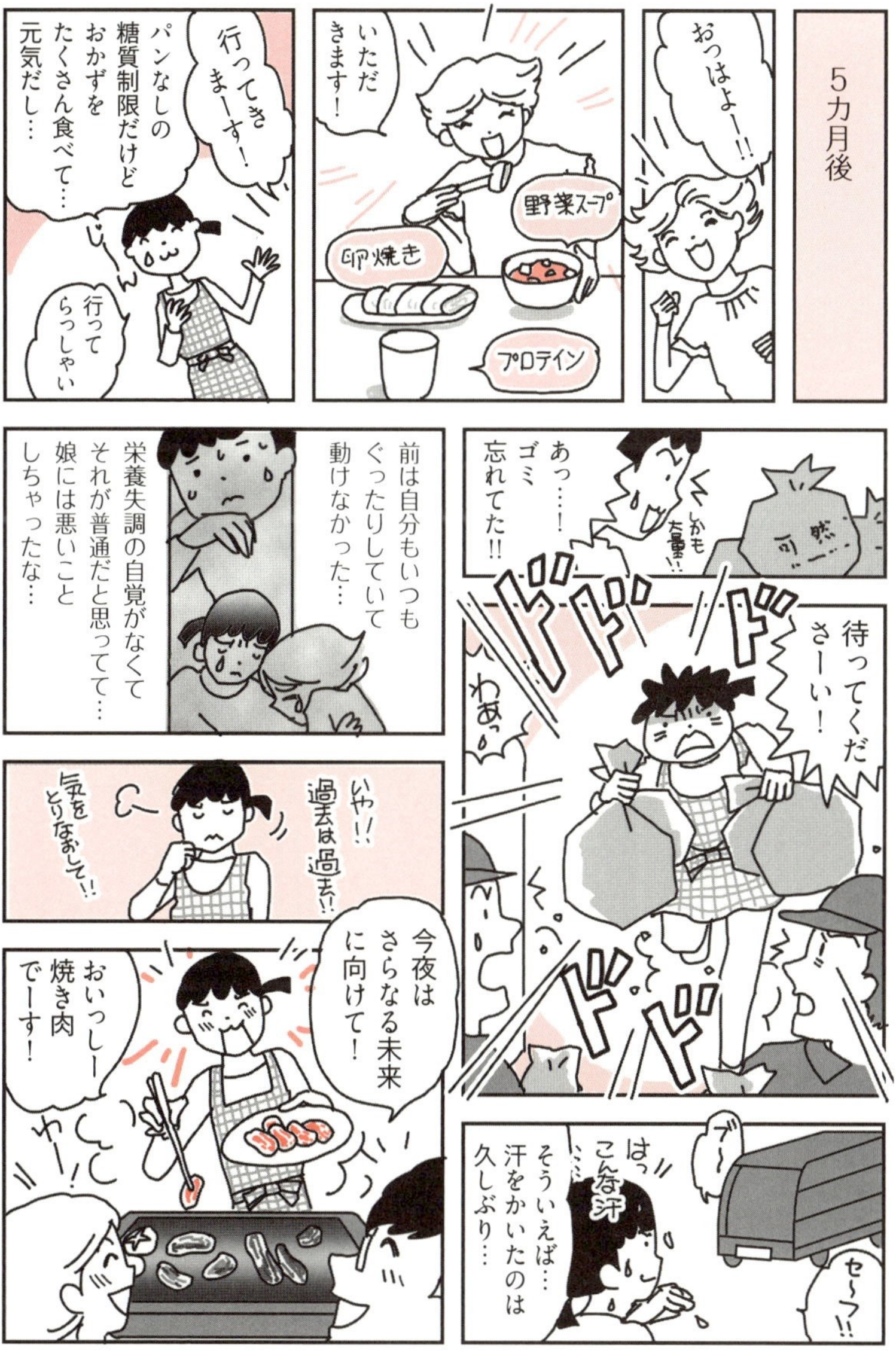
5カ月後
おっはよー!!
いただきます!
野菜スープ
卵焼き
プロテイン
行ってきまーす!
パンなしの糖質制限だけどおかずをたくさん食べて…元気だし…
行ってらっしゃい
あっ…! ゴミ忘れてた!!
しかも大量!!
可燃
前は自分もいつもぐったりしていて動けなかった…
栄養失調の自覚がなくてそれが普通だと思ってて…
娘には悪いことしちゃったな…
いや!! 過去は過去!!
気をとりなおして!!
ドドド
待ってくださーい!
わあっ
ドド
今夜はさらなる未来に向けて!
おいっしー焼き肉でーす!
わー!!
はっ こんな汗
そういえば…汗をかいたのは久しぶり…
ブー
セーフ!!

症例7

頭痛も鉄不足が要因

小学生にして頭痛に苦しむ娘さんを連れ、クリニックにやってきた山本さん（仮名）。血液検査の結果、親子共に鉄不足が見て取れました。鉄不足によって体に起こる症状はさまざまありますが、頭痛もその一つ。全身に酸素を送る役割を担う鉄が足りず、脳にも酸素が回らないことで目まいや頭痛を引き起こします。

血液検査の結果を見ても、鉄・タンパク質不足は明らかでした。さらに診察で明かされた症状やお悩みはお子さんのことばかりでしたが、お母さんのフェリチン値は女の子の半分以下。おそらく妊娠・出産で大量の鉄を失い、さらに「野菜は好きだけど肉は苦手」な娘さんに合わせた食事を続けてきたのでしょう。

すぐさま鉄とタンパク質、ビタミンの補給を始めてもらいました。

最優先は、鉄とタンパク質

ところが、とにかく食が細い娘さんはあれこれ飲むのがしんどい、とのこと……。栄養補給の最優先は鉄とタンパク質なので、プロテインとキレート鉄のサプリメントだけを始めることに。プロテインも1回5グラムを2回に設定し、様子を見ることにしました。ビタミンを飲んだ方が、当然効率はいいのですが、飲めないものを無理に勧める必要はないと判断しました。

3カ月後、フェリチン値は倍に！　一方、BUNの数値に大きな変動は見られませんでしたが、肉を食べることに抵抗がなくなってきた様子がありました。さらに2カ月後には、プロテイン20グラムを一日2回飲めるようになり、頭痛からも解放されて学校生活を謳歌《おうか》するまでになりました。

もちろんお母さんの体調もとても良くなり、しばらくかいていなかった汗が流れるようになったと、うれしそうに話してくださいました。山本さん親子はその後、完治。通院は卒業しました。

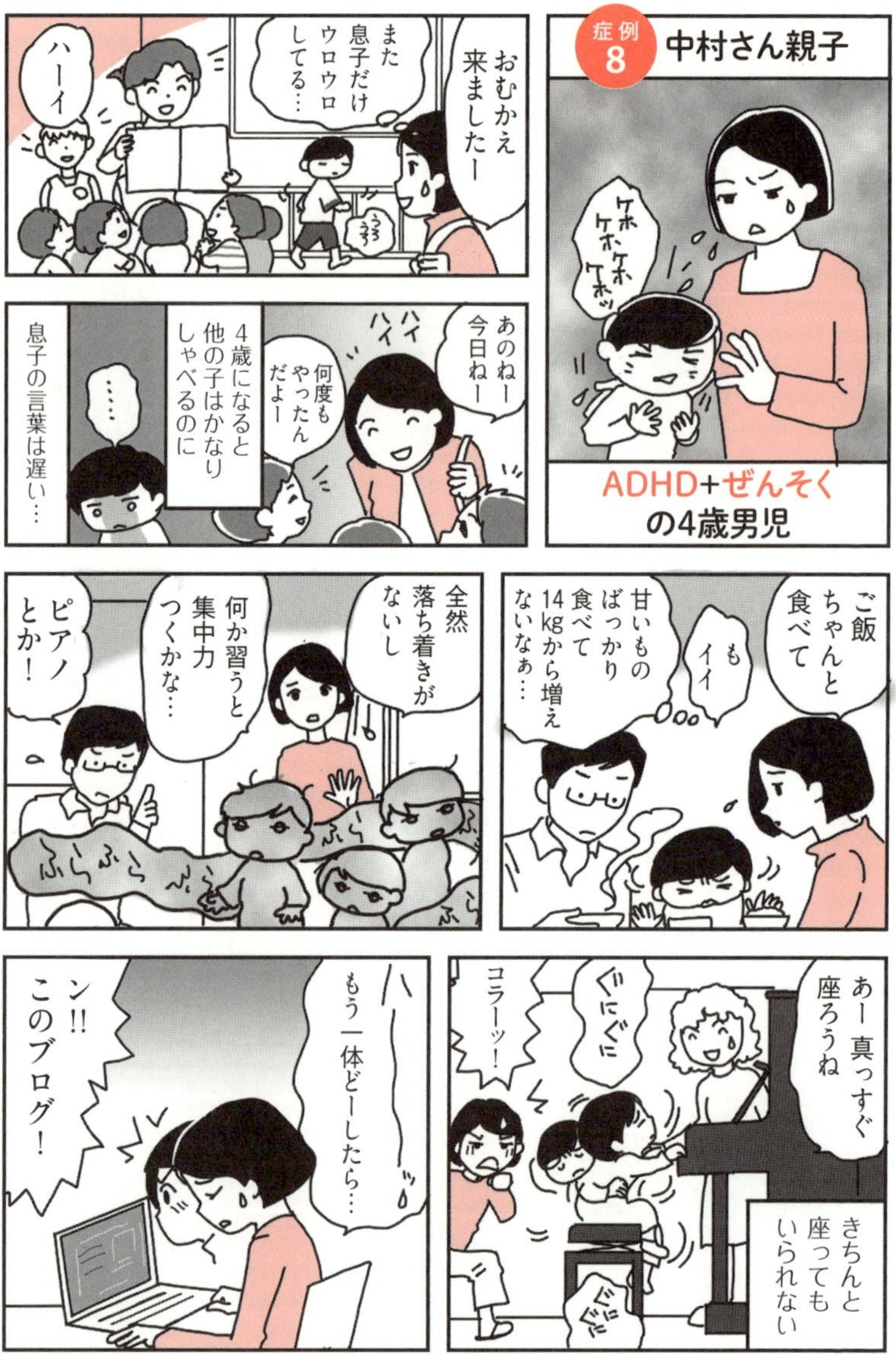
症例8
中村さん親子
ケホケホケホケホッ
ADHD+ぜんそく
の4歳男児
おむかえ来ましたー
また息子だけウロウロしてる…
うろうろ
ハーイ
あのねー今日ねー
ハイハイ
何度もやったんだよー
4歳になると他の子はかなりしゃべるのに
……
息子の言葉は遅い…
ご飯ちゃんと食べて
もイイ
甘いものばっかり食べて14kgから増えないなぁ…
全然落ち着きがないし
何か習うと集中力つくかな…
ピアノとか!
ふらふら
あー真っすぐ座ろうね
ぐにぐに
コラーッ!
きちんと座ってもいられない
ぐにぐに
ハーーッ
もう一体どーしたら…
ン!!
このブログ!

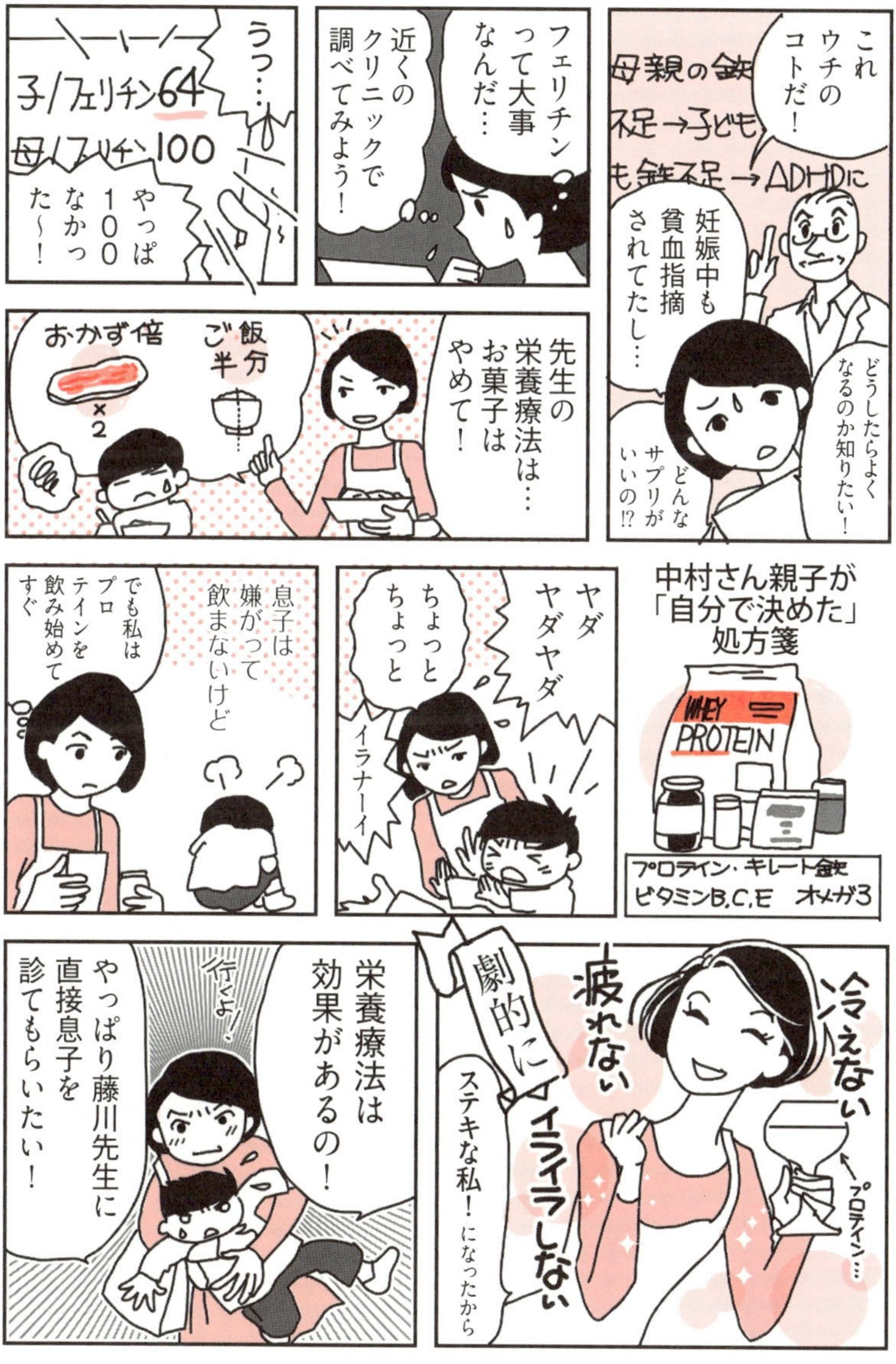
これウチのコトだ！
母親の鉄不足→子どもも鉄不足→ADHDに
妊娠中も貧血指摘されてたし…
どうしたらよくなるのか知りたい！
どんなサプリがいいの!?
フェリチンって大事なんだ…
近くのクリニックで調べてみよう！
うっ…
子/フェリチン64
母/フェリチン100
やっぱ100なかった～！
先生の栄養療法は…お菓子はやめて！
ご飯半分
おかず倍
×2
中村さん親子が「自分で決めた」処方箋
WHEY PROTEIN
プロテイン・キレート鉄
ビタミンB,C,E オメガ3
ヤダヤダヤダ
ちょっとちょっと
イラナーイ
息子は嫌がって飲まないけど
でも私はプロテインを飲み始めてすぐ
劇的に
冷えない
疲れない
イライラしない
ステキな私！になったから
プロテイン…
栄養療法は効果があるの！
行くよ！
やっぱり藤川先生に直接息子を診てもらいたい！

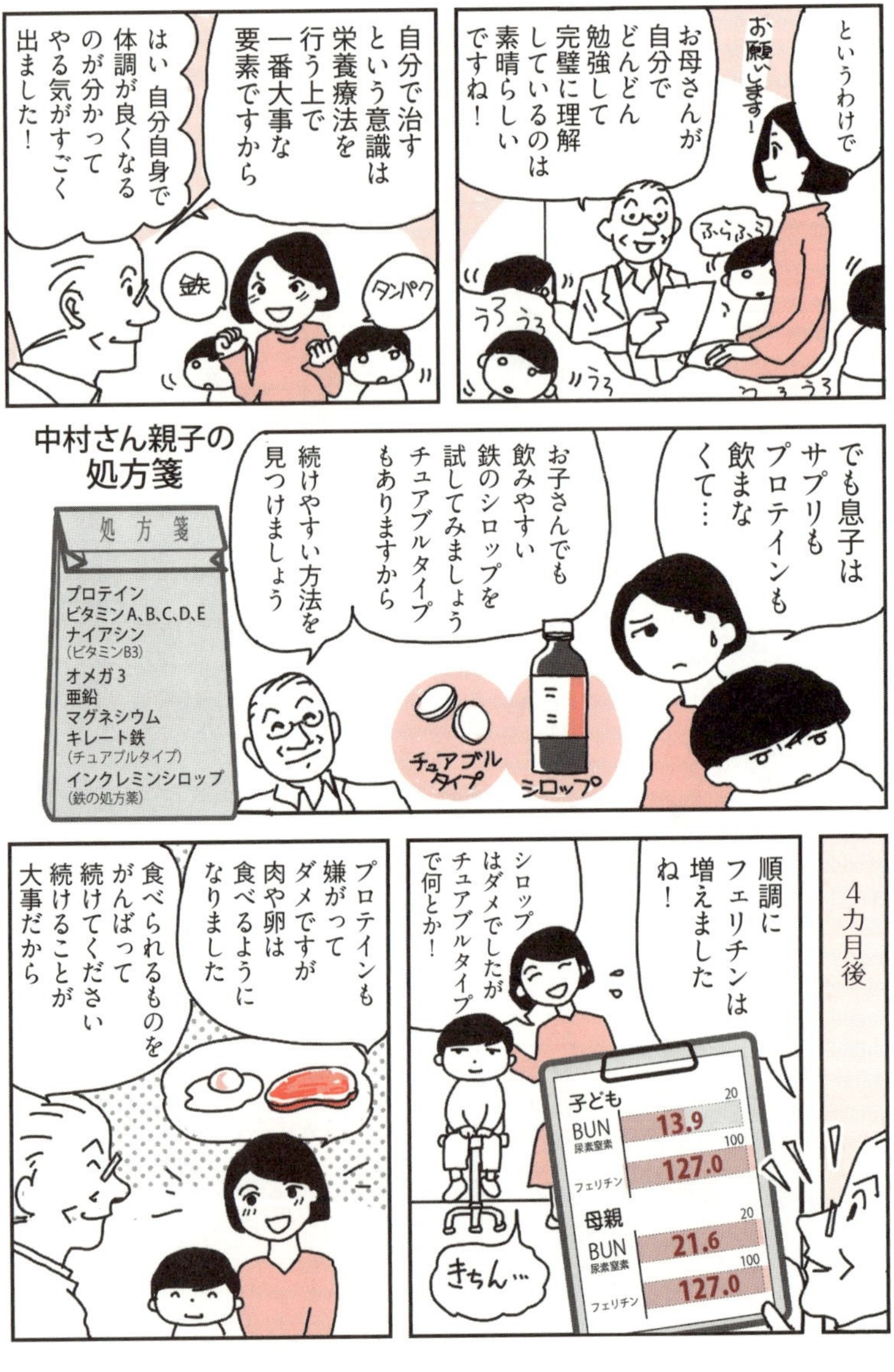
というわけで
お願いします！
お母さんが自分でどんどん勉強して完璧に理解しているのは素晴らしいですね！
ふらふら
うろうろ
うろ
うろうろ
うろ
うろうろ
自分で治すという意識は栄養療法を行う上で一番大事な要素ですから
はい 自分自身で体調が良くなるのが分かってやる気がすごく出ました！
鉄
タンパク
でも息子はサプリもプロテインも飲まなくて…
お子さんでも飲みやすい鉄のシロップを試してみましょう チュアブルタイプもありますから
続けやすい方法を見つけましょう
チュアブルタイプ
シロップ
中村さん親子の処方箋
処方箋
プロテイン
ビタミンA、B、C、D、E
ナイアシン
(ビタミンB3)
オメガ3
亜鉛
マグネシウム
キレート鉄
(チュアブルタイプ)
インクレミンシロップ
(鉄の処方薬)
4カ月後
順調にフェリチンは増えましたね！
シロップはダメでしたがチュアブルタイプで何とか！
子ども
BUN 尿素窒素 13.9 20
フェリチン 127.0 100
母親
BUN 尿素窒素 21.6 20
フェリチン 127.0 100
きちん…
プロテインも嫌がってダメですが肉や卵は食べるようになりました
食べられるものをがんばって続けてください
続けることが大事だから

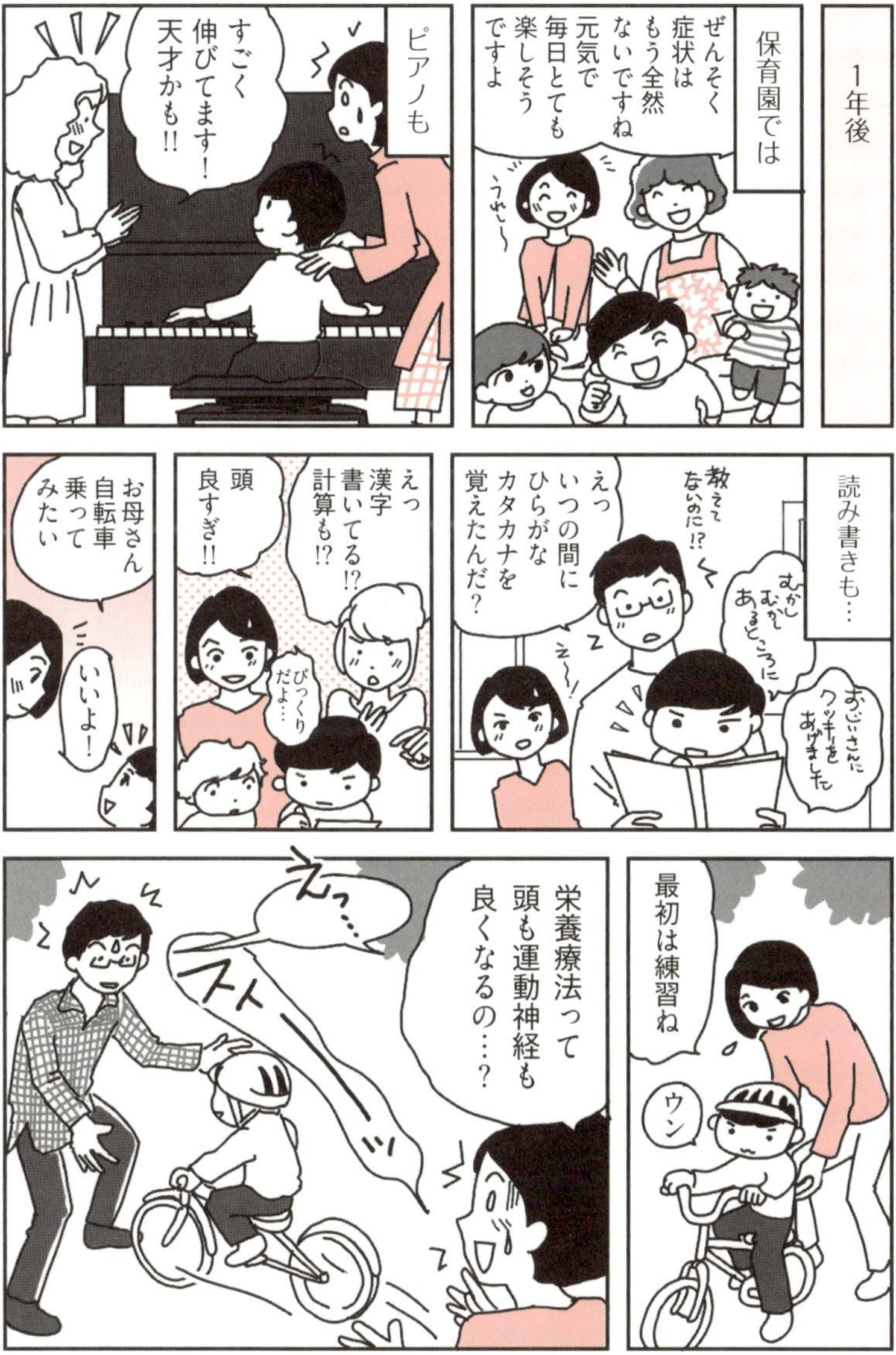
1年後
保育園では
ぜんそく症状はもう全然ないですね元気で毎日とても楽しそうですよ
うれし〜
ピアノも
すごく伸びてます！天才かも!!
読み書きも…
教えてないのに!?
えっいつの間にひらがなカタカナを覚えたんだ?
むかしむかしあるところに
おじいさんにクッキーをあげました
えっ漢字書いてる!?計算も!?
頭良すぎ!!
びっくりだよ…
お母さん自転車乗ってみたい
いいよ！
最初は練習ね
ウン
栄養療法って頭も運動神経も良くなるの…？
えっ…
ストーン

症例8

会話もままならない状態からのスタート

落ち着きがない、言葉が遅れているなど、息子さんの発達状況に不安を覚えた中村さん（仮名）は、インターネットを通じて私のブログにたどり着き、栄養療法に興味を持ったそうです。独学でサプリメントの勉強を始め、近所のクリニックでフェリチン値を調べ、糖質制限と鉄・タンパク質を増やした食事に切り替え始めました。

果たして、栄養療法の力を先に変化を感じ取ったのは、やはりお母さんでした。疲れにくくなり、イライラしなくなったのです。

お子さんの発達を不安に感じると、感情をどうやって吐き出していいのか分からず、結局イライラや怒りとなって子どもにぶつけてしまうもの。それがコントロールできるようになるだけでも、毎日を心地良く過ごせるようになるのです。

その後、息子さんを連れて来院したときにも、落ち着かない様子の息子さんを相手に冷静に穏やかに対応することができていました。

●知能レベルが明らかにアップ

いつも動き回ってしまい、集団行動はまるで無理。会話も成り立たず、体幹もフニャフニャのぜんそく持ちの状態から、栄養療法をスタート。高タンパク・低糖質の食事に加えてキレート鉄と各種のビタミン、オメガ3もプラスしました。

プロテインも勧め、迅速な改善のために、鉄の処方薬であるインクレミンシロップも出しましたが、息子さんが嫌がったのでチュアブルタイプを紹介したところ、今度は口にしてくれました。チュアブル鉄も1個当たり27㎎の鉄が取れるので、1日3〜4個与えるように指導しました。

精神を安定させるナイアシン、食欲増進効果のある亜鉛、リラックス効果のあるマグネシウムもできれば取るよう伝えました。

4カ月後には会話が普通にできるようになり、明らかに落ち着きが出てきました。

プロテインは嫌がって飲まないとのことでしたが、食事はお母さんがしっかりと管理して高タンパク・低糖質を継続してくれていました。その結果が、しっかりと息子さんに現れていたことを感じました。

グニャグニャだった体幹もしっかりしたので、きちんと座っていられるようになっていたのです。

始めて1年経ったころには、毎日元気に園庭を駆け回り、合唱や整列など、周囲に合わせた行動も問題なくできるようになりました。さらには誰にも教わっていないのに、いつの間にか読み書き計算をマスター。自転車も練習なしで乗りこなすという驚きの変化を見せてくれました。

フェリチンは200を超えたので鉄のサプリは中止、ビタミンは継続しています。もちろん、高タンパク・低糖質の食事は継続しており、このころにはプロテインを「体重（キログラム）×2」グラムを嫌がらずに飲むようになっていました。体重は20kgあったので、一日に40gのプロテインを飲んでいました。

他の症例にもありましたが、栄養が満たされると平均的に3～6カ月で脳のインフラが整い、神経伝達物質間の情報交換がスムーズに行われるようになります。半年見ればＩＱ20くらいは上がりますし、年単位で継続すれば、さらに改善が見られるはずです。

実際に、この男の子がそうです。1年で知能が急速に伸び、小学校に入ったら、さらに飛躍することが間違いないと思えるほど発達しました。

要するに、ポイントは神経の発達をいかに促すか。そのために必要な栄養素を十分量与え続けること。そうすれば生活も学習も運動も、困り事はみるみる減っていきます。

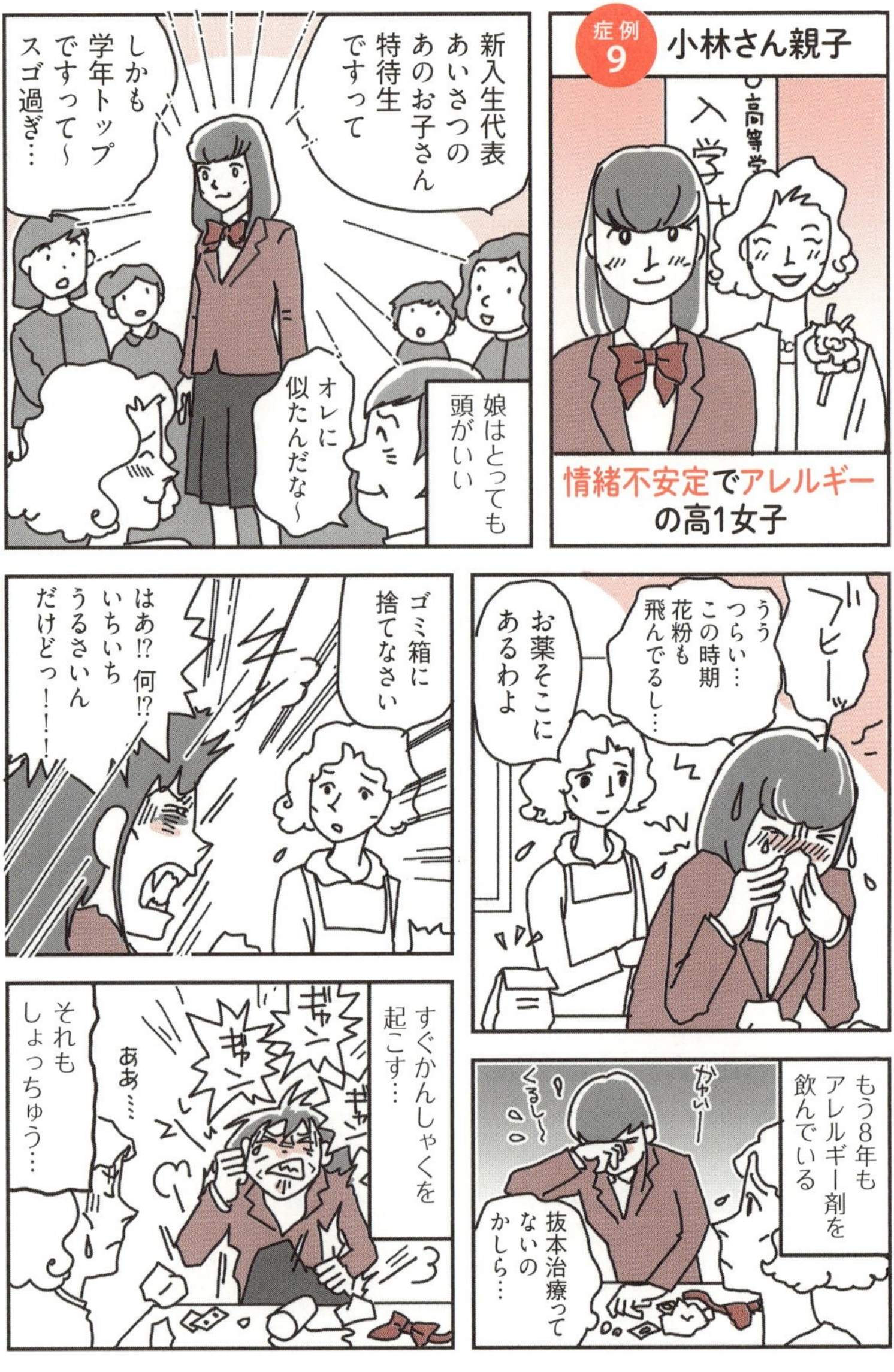
症例9
小林さん親子
情緒不安定でアレルギーの高1女子
新入生代表 あいさつの あのお子さん 特待生 ですって
しかも 学年トップ ですって~ スゴ過ぎ…
娘はとっても 頭がいい
オレに 似たんだな~
ブヒーッ
うう つらい… この時期 花粉も 飛んでるし…
お薬そこに あるわよ
ゴミ箱に 捨てなさい
はあ!? 何!? いちいち うるさいんだけどっ!!!
もう8年も アレルギー剤を 飲んでいる
かゆい~
くるし~
抜本治療って ないの かしら…
すぐかんしゃくを 起こす…
ギャン
ギャン
ああ…
それも しょっちゅう…

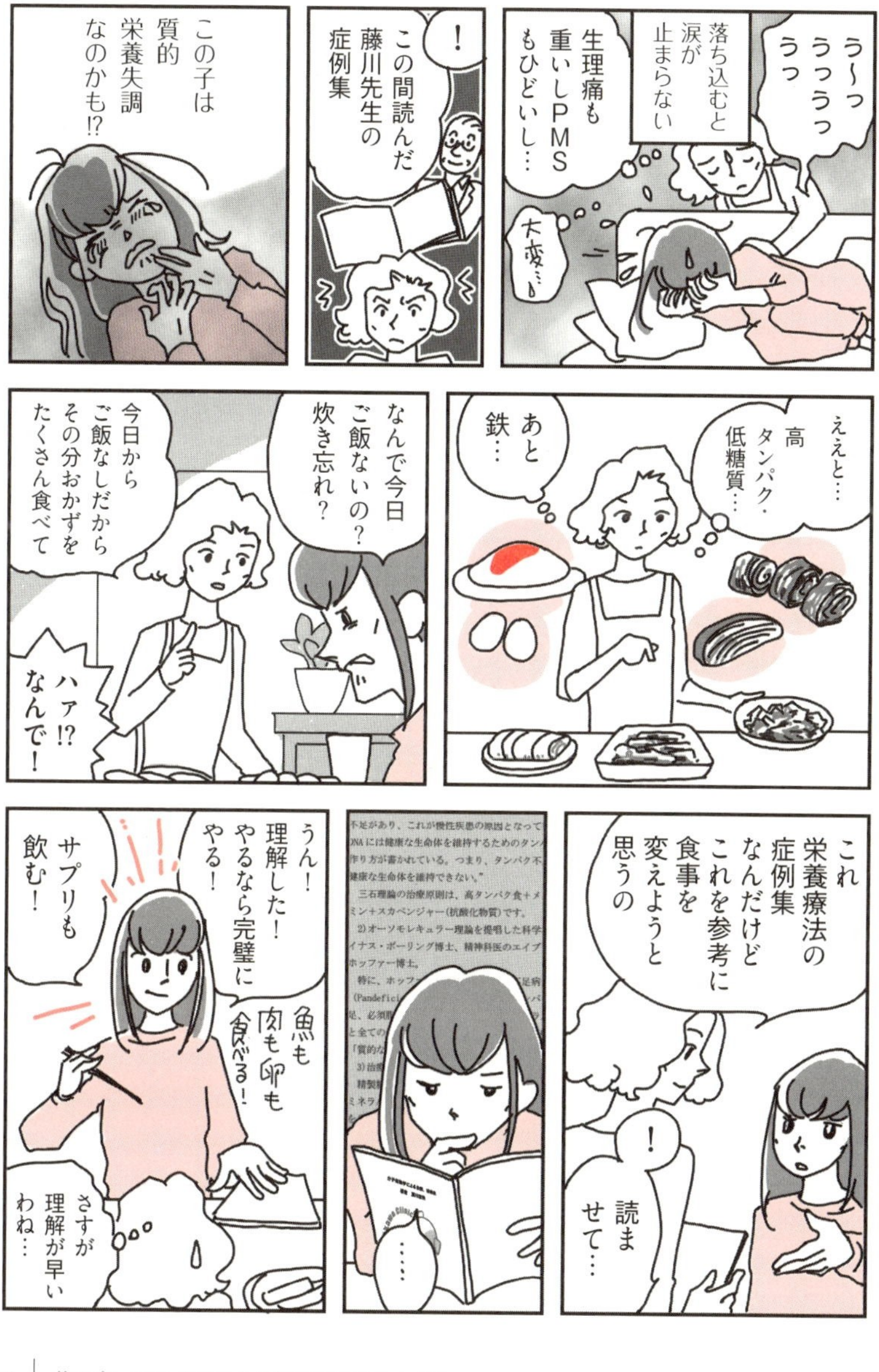
う〜っ うっうっ うっ
落ち込むと涙が止まらない
生理痛も重いしPMSもひどいし…
大変…
!
この間読んだ藤川先生の症例集
この子は質的栄養失調なのかも!?
ええと… 高タンパク・低糖質…
あと鉄…
なんで今日ご飯ないの? 炊き忘れ?
今日からご飯なしだからその分おかずをたくさん食べて
ハァ!? なんで!
これ栄養療法の症例集なんだけどこれを参考に食事を変えようと思うの
!
読ませて…
三石理論の治療原則は、高タンパク食＋メ
ミン＋スカベンジャー（抗酸化物質）です。
2）オーソモレキュラー理論を提唱した科学
イナス・ポーリング博士、精神科医のエイブ
ホッファー博士。
……
うん! 理解した! やるなら完璧にやる!
サプリも飲む!
魚も肉も卵も食べる!
さすが理解が早いわね…

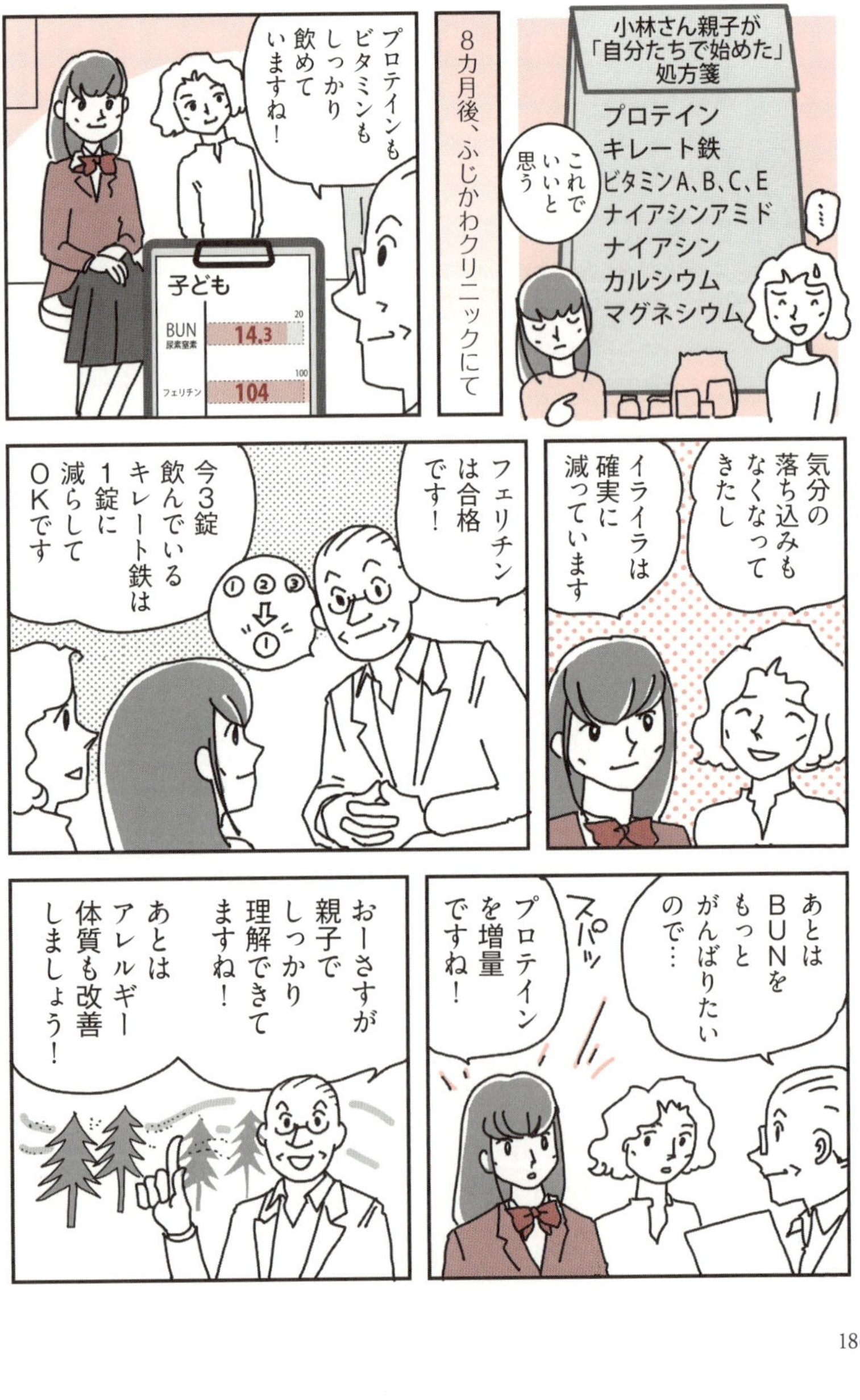
小林さん親子が「自分たちで始めた」処方箋
プロテイン
キレート鉄
ビタミンA、B、C、E
ナイアシンアミド
ナイアシン
カルシウム
マグネシウム
これでいいと思う
…
8カ月後、ふじかわクリニックにて
プロテインもビタミンもしっかり飲めていますね！
子ども
BUN 尿素窒素 14.3 20
フェリチン 104 100
気分の落ち込みもなくなってきたし
イライラは確実に減っています
フェリチンは合格です！
今3錠飲んでいるキレート鉄は1錠に減らしてOKです
① ② ③ ⇩ ①
あとはBUNをもっとがんばりたいので…
スパッ
プロテインを増量ですね！
おーさすが親子でしっかり理解できてますね！
あとはアレルギー体質も改善しましょう！

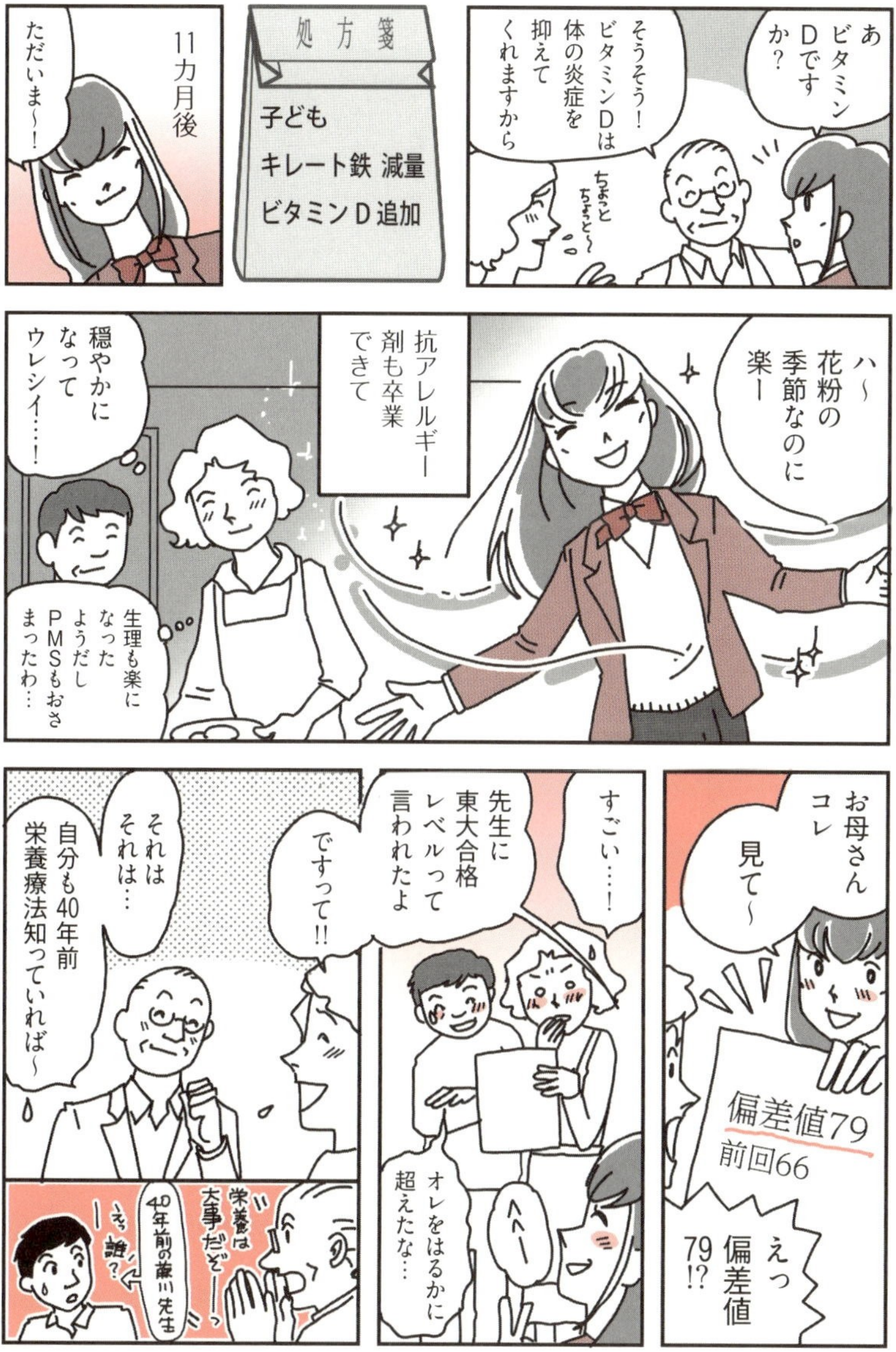

あ ビタミンDですか？
そうそう！ビタミンDは体の炎症を抑えてくれますから
ちょっとちょっと〜
処方箋
子ども
キレート鉄 減量
ビタミンD追加
11カ月後
ただいま〜！
ハ〜 花粉の季節なのに楽ー
抗アレルギー剤も卒業できて
穏やかになってウレシイ…！
生理も楽になったようだしPMSもおさまったわ…
お母さん コレ 見て〜
偏差値79
前回66
えっ 偏差値79!?
すごい…！
先生に東大合格レベルって言われたよ
オレをはるかに超えたな…
へ〜
ですって!!
それはそれは…
自分も40年前栄養療法知っていれば〜
栄養は大事だぞーっ
40年前の藤川先生
え 誰？

症例
9

何でもかんでも「うつ」にしない

小林さん（仮名）は子どもの問題行動にお悩みを抱えているわけではありませんが、長年強いアレルギー症状に苦しんでいる娘さんが、しばしばかんしゃくを起こしたり、そうかと思ったら落ち込んで泣き続けたりする情緒不安定な状態にあることに、頭を悩ませていました。日ごろから鼻炎があり、抗アレルギー剤を8年間飲み続けていましたが、それでも花粉が飛散する時期には重症化していたといいます。

そんな折に私が実践する栄養療法と出合い、症例集まで読み込んだお母さんが娘さんの質的栄養失調に気付き、白ご飯をやめ、おかずのみの高タンパク・低糖質食に切り替えました。

ビタミン投与でホルモンを動かす

お母さんは大変に勉強熱心な方で、私の症例集までしっかり読み込んでから、さらに正確な情報を得たいと、クリニックへ娘さんを連れてこられました。そのときにはすでにサプリメントを親子で飲む習慣をつけていました。

そのかいあって、血液検査をしたときには、フェリチン値は100超。BUNはもう少し……と伝えると、娘さんが自ら「プロテイン増量します」と答えてくれたのには感心しました。まずは、「体重（キログラム）×1」グラムのプロテインを朝晩に分けて飲むように指導しました。

また、対アレルギー症状としてビタミンDを追加し、8年間続けていた抗アレルギー剤を卒業することができました。当初はPMSもつらかったようですが、続けるうちに緩和され、出血量も減ったとの報告をもらいました。

女性の体の仕組みをコントロールするエストロゲン（卵胞ホルモン）とプロゲステロン（黄体ホルモン）の補酵素がビタミンCとEなので、普段から補給しておくことでバランスの整った状態が作れるようになったと考えられます。

栄養療法を始めて4カ月。心も落ち着いて、穏やかに過ごせるようになると同時に、偏差値が13もアップ！　すごいとしか言いようがありません。

8カ月後に血液検査をすると、フェリチンは100を超えていたので、これまで3錠だったキレート鉄を1錠に減らしました。

発達障害ではない心の不安定さにも、鉄・タンパク質・ビタミンの補給は効果を発揮します。発達障害のお子さんの場合は正常になり、問題のないお子さんの場合は優等生になります。まさしく、このケースです。

そして強調しておきたいのは、成長過程の子どもに対して、簡単に「うつ」と診断すべきではないということ。言うまでもありませんが、安易にうつ病の処方薬を出すべきではないということです。「情緒不安定＝うつ」と解釈する人も多いのですが……私の考えは違います。

しかも、このケースの女の子はまだ高校生、10代の多感な時期です。心が不安定になることだって、往々にしてあるもの。しかも、月経が始まっている年齢なので、特に鉄不足になりやすい状況にあり、精神が不安定になるのも無理はありませんでした。質的栄養失調により、顕著になってしまっているだけのことです。

おわりに

本編でもお伝えしましたが、栄養に関する最新の情報というのは、なかなか表に出てきません。なぜならば、表沙汰になることを「ヨシとされていない」からです。栄養療法は、医学界の権威から無視をされ続け、時には攻撃をされてきた歴史があります。古くは1950年代のこと。冠動脈疾患と動脈硬化疾患に高容量のビタミンE（d-α-トコフェロール）が効くと発表したシュッツ博士の研究は、ありとあらゆる医学雑誌から掲載を拒否されました。

統合失調症にナイアシン+ビタミンCが有効だというホッファー博士の論文も、ビタミンCががんに対して効果を発揮するというポーリング博士の論文も、全て闇に葬られてしまったのです。

葬られるばかりか、患者に対し誤った希望を与えるなどと非難。それ故若い医師たちは、過去の素晴らしい研究成果を知るきっかけすら得られず「病気は薬で治すもの」「栄養失調など存在しない」「ビタミンで治すなどあり得ない」と医学部で教わったことばかりを信じてきたのです。

しかし、時代は変わりました。21世紀に入り、インターネットが普及。専門的な機関に足を運ばずとも、片手一つでさまざまな情報にアクセスすることができるようになりました。研究者は「誰か」の力を借りずとも、ユーザーたちへダイレクトに情報を発信することができるようになったのです。

かつて私は自分の研究成果を論文にまとめ、学術誌（医学雑誌）を通じて情報を発信し続けることに情熱を燃やしていました。しかし、今はもうそのような気持ちはありません。

２０１５年からフェイスブックでの情報発信を開始。２０１７年からはブログも併用しています。ありがたいことに書籍にまとめる機会も度々、頂いています。なぜ、そのような活動に精を出しているのかといえば、私が向き合っているのは医療業界、製薬会社ではなく、一般の患者さんたちだからです。

私に限らず、たくさんの素晴らしい医師、研究者たちが、組織などの大きな存在に屈せず情報を発信しています。どうか皆さん、自らの手で情報をつかみにいってください。見聞を広げ、正しいものを見分ける目を養ってください。

自分の体を管理できるのは、自分だけ。私もそう思います。しかし、子どもに限っては、やはり親御さんの心掛けが必要なのです。

もう一度お伝えしておきましょう。子どもの問題行動には、鉄・タンパク質・ビタミン補給！

最後までお読みいただき、ありがとうございました。

２０１９年８月

藤川　徳美

サプリメント一覧

タンパク質不足があるケースに

栄養素名▶ **タンパク質（プロテイン）**

サプリ名▶ **粉末、バータイプなど**
取りやすいものを患者さん自身で自由選択

タンパク質不足、糖質依存、発育不良を改善する他、精神科治療薬の効果を高める。吸収の良い「ホエイプロテイン」を推奨。

●飲み方例：「体重（キログラム）×１」グラムを目安に摂取。

ADHD、学習障害、不眠、精神不安定に

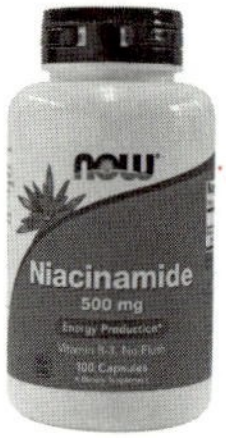

栄養素名▶ **ナイアシン（ビタミンB3）**

サプリ名▶ **NOW FOODSナイアシンアミド500mg**

ビタミンB群の一つ。血管拡張による紅潮「ナイアシンフラッシュ」という副作用を起こさないよう加工された「ナイアシンアミド」。

●飲み方例：６歳までは朝昼夕に各１錠（１日３錠）、
７歳から朝昼夕に各２錠（１日６錠）

上記は全て1000～1500円で以下のサイトにて購入可能。

▼

iHerb https://jp.iherb.com/

●**藤川医師の推奨サプリはこちらから**
https://jp.iherb.com/me/5392347043143371124

巻末付録 1

藤川医師が治療に使っている

基本のATPブースト（エネルギー激増）セット

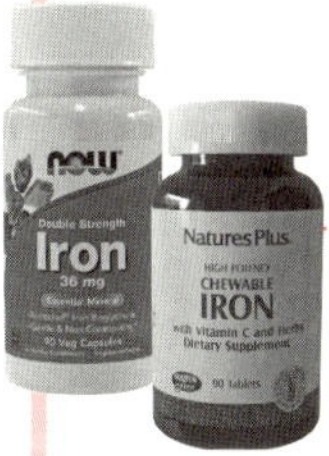

栄養素名▶ **鉄**

サプリ名▶ **NOW FOODS アイアン36mg** ［写真左］
Nature's Plus Chewable Iron 27mg
（チュアブルタイプ） ［写真右］

どちらも飲みやすく、吸収率を高めた「キレート鉄」。重症のケースには処方薬の鉄剤「インクレミンシロップ」とダブル使いする。ビタミンEとは時間をずらすこと。

●飲み方例：夕に2～3錠（1日2～3錠）

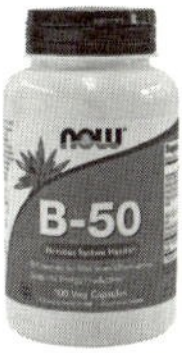

栄養素名▶ **ビタミンB**

サプリ名▶ **NOW FOODS　B-50**

ビタミンB1、B2、B3（ナイアシンアミド）、B6を50mg、B12を50mcg配合。エネルギー代謝を助ける。

●飲み方例：朝夕に各1錠（1日2錠）

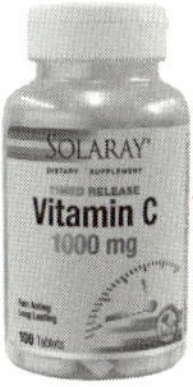

栄養素名▶ **ビタミンC**

サプリ名▶ **SOLARAY　Vitamin C1000mg**

24時間以上効果が持続するタイムリリースタイプ。エネルギー代謝に欠かせない。ビタミンBと合わせて取ると代謝アップ。

●飲み方例：朝昼夕に各1錠（1日3錠）

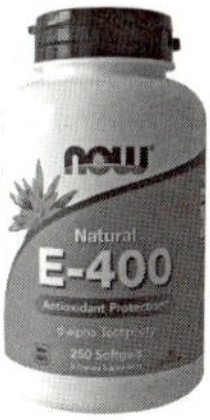

栄養素名▶ **ビタミンE**

サプリ名▶ **NOW FOODS E-400**

代謝アップの効果が強い天然型ビタミンE（d-αトコフェロール）400IU配合。上記の栄養素の吸収率を高める。

●飲み方例：朝に1～2錠（1日1～2錠）

巻末付録
2

フェリチン測定が可能な
医療機関と医師一覧

本書で解説した鉄の指標となる「フェリチン」は、血液検査の項目に入っていないことが一般的です。

そのため、以下にフェリチンの測定可能な医療機関を紹介します。

来院前には必ず各医療機関へお電話にてフェリチン測定希望を伝えた上、以下についてご確認ください。

1. 休診日、診察時間
2. 予約が必要かどうか
3. 検査費用

※症状の有無によって、検査費用は保険外になることもあります。

※以下は2021年3月の情報です。

[北海道・東北]

紅露伸司先生　医療法人札幌円山整形外科病院

北海道札幌市中央区北7条西27丁目1-3
☎011-612-1133　http://www.maruyama-seikeigeka.com

柿澤美保先生　一般財団法人光ヶ丘愛世会 光ヶ丘スペルマン病院

宮城県仙台市宮城野区東仙台6-7-1
☎022-257-0231　http://www.spellman.or.jp

田村亨先生　たむら内科クリニック

青森県弘前市清水1-9-8
☎0172-37-1233

[関東]

原愼一先生　医療法人社団 伸永会 東新宿歯科予防ケアクリニック

東京都新宿区新宿6-29-9
☎03-6273-9285　https://hss-ycc.jp

平井清先生　よしこ心療内科

東京都文京区千駄木3-37-20 団子坂カンカンビル6階
☎03-3823-8265

福田世一先生

1 小倉台福田医院
千葉県千葉市若葉区小倉町875-6
☎ 043-234-1991　http://www.clinic-fukuda.jp

2 高橋ウイメンズクリニック
千葉県千葉市中央区新町18-14 千葉新町ビル6階
☎ 043-243-8024　https://www.takahashi-w-clinic.jp

小田行一郎先生　菫《すみれ》ホームクリニック

千葉県千葉市中央区新宿2-16-20-401
☎ 043-204-5755　http://sumire-homeclinic.jp

宗田哲男先生　宗田マタニティクリニック

千葉県市原市根田320-7
☎ 0436-24-4103　http://www.muneta.org

横部旬哉先生　朝霞あおば台整形外科

埼玉県朝霞市青葉台1-3-2 青葉台メディカルプラザ1階
☎ 048-424-2841　http://aobadai-seikei.jp

門脇晋先生　富岡地域医療企業団 公立富岡総合病院　外科

群馬県富岡市富岡2073-1
☎ 0274-63-2111　http://www.tomioka-hosp.jp

小泉幸彦先生　小泉医院

群馬県富岡市富岡891
☎ 0274-62-0039　https://koizumi.or.jp/

[中部]

松田純一先生　医療法人社団盛翔会 浜松北病院

静岡県浜松市東区大瀬町1568
☎053-435-1111　http://www.hamamatsu-kb.or.jp

塩川あずさ先生　あずさ眼科

静岡県静岡市駿河区中田3-3-5クリエイトSD 静岡中田店2階
☎054-204-0400　https://azusa-ganka.com/

高橋一浩先生　社会医療法人厚生会 木沢記念病院　小児科

岐阜県美濃加茂市古井町下古井590
☎0574-25-2181　http://kizawa-memorial-hospital.jp/

内山徹先生　内山整形外科医院

新潟県柏崎市駅前1-4-33
☎0257-22-2001　https://uchiyamaclinic.wordpress.com

[近畿]

岡田清春先生　おかだ小児科医院

滋賀県高島市今津町名小路1丁目1-6
☎0740-22-8071　http://www.okadaiin.com/

城谷昌彦先生　ルークス芦屋クリニック

兵庫県芦屋市大原町8-2むービル2階
☎0797-23-6033　http://www.lukesashiya.com

小山博史先生　生馬《いこま》医院

和歌山県和歌山市吉田436
☎073-422-1458　http://www.ikomaiin.com

向井克典先生　向井病院

和歌山県和歌山市北野283番地
☎073-461-1156

田島英治先生　東花園透析クリニック

大阪府東大阪市吉田5-9-12
☎072-965-0600　https://higashihanazono1.wixsite.com/clinic

八木和郎先生　小児科八木医院

大阪府堺市南区高倉台3-3-2
☎072-293-6223　http://yagiiin.com

中川敏彦先生　医療法人厳誠会 中川クリニック

大阪府大阪市阿倍野区阿倍野筋1-5-36 アベノセンタービル地下1階
☎06-4396-6264

鳥居裕一朗先生　医療法人 鳥居医院

大阪府藤井寺市藤ケ丘1-12-16
☎072-955-0268

［中国、四国］

藤川徳美　ふじかわ心療内科クリニック

広島県廿日市市下平良1-3-36-201
☎0829-34-0035　http://www.myclinic.ne.jp/fujikawa_cli/pc/

伊藤欣朗先生　伊藤内科医院

広島県広島市中区白島九軒町15-7
☎082-221-5427　http://itonaika.in/

石田清隆先生　医療法人 広島ステーションクリニック

広島県広島市東区若草町11-2 グランアークテラス3階
☎082-568-1007　http://hs-clinic.jp/

小武家俊哉先生　小武家放射線科胃腸科医院

広島県広島市中区銀山町11-27
☎082-249-0041　http://www.kobukeiin.com/

片桐佳明先生　うした耳鼻咽喉科クリニック

広島県広島市東区牛田本町6-1-27うしたみらいビル5階
☎082-502-8033　http://www.ushijibi.com/

萬谷昭夫先生　まんたに心療内科クリニック

広島県広島市佐伯区五日市駅前1丁目5-18 グラシアビル302
☎082-924-0020　http://www.mantani-clinic.jp

沼田光生先生　海風診療所

山口県周南市梅園町1-38 トレーフル・プリュス2階
☎0834-33-0889　https://trefleplus.com

三世敏彦先生　三世ペインクリニック

愛媛県松山市桑原1-4-45
☎089-934-1374　http://www.mitsuyo-clinic.jp

［九州、沖縄］

石原信一郎先生　医療法人堺整形外科医院 福岡スポーツクリニック

福岡県福岡市南区向新町1-13-43
☎092-557-8886　http://www.med-sakai.jp/clinic/sports_clinic

塚本雅俊先生　つかもと内科

福岡県福岡市早良区飯倉3丁目31-14
☎092-832-5901　http://tsukamotoclinic.com/

熊澤浩明先生　YSくまざわクリニック

福岡県福岡市中央区天神1-7-11 イムズ7階
☎092-707-1111　http://ys-kumazawa-clinic.com/

田中理香先生　スタジオリカクリニック

福岡県筑紫野市原田7-5-11
☎092-926-8812　http://rikaclinic.jp/

日高淑晶先生　医療法人花葉会 船塚クリニック

宮崎県宮崎市船塚3丁目114-2
☎0985-73-8830

牧孝将先生　医療法人社団博文会 小栁記念病院　外科

佐賀県佐賀市諸富町大字諸富津230-2
☎0952-47-3255　http://www.koyanagi-hp.or.jp

大田静香先生　医療法人徳洲会 名瀬徳洲会病院　漢方内科

鹿児島県奄美市名瀬朝日町28-1
☎0997-54-2222　https://www.nazetokushukai.jp

斉藤寛史先生　医療法人さとし会 みのりクリニック

鹿児島県鹿児島市小川町22-6プランドール小川町2階
☎099-210-7890　http://minori-clinic.org/

町田宏先生　まちだクリニック

沖縄県中頭郡北谷町上勢頭556-3
☎098-921-7300　http://www.machida-clinic.com

今西康次先生　じねんこどもクリニック

沖縄県沖縄市山里1-1-2パーチェ山里3階
☎090-8383-5261　https://jinen.blog/

[著者プロフィール]

藤川徳美（ふじかわ とくみ）

ふじかわ心療内科クリニック院長
医学博士／日本精神神経学会専門医・指導医

広島大学医学部卒業後、広島大学神経精神医学教室入局。広島大学医学部付属病院精神神経科、県立広島病院精神神経科でうつ病の薬理、画像研究を行う。その後、国立病院機構賀茂精神医療センターに勤務、MRIを用いた老年期うつ病研究を行い、老年発症のうつ病には微小脳梗塞が多いことを世界に先駆けて発見する。2008年、広島県廿日市市内にてふじかわ心療内科クリニックを開院。うつ病をはじめとした気分障害、不安障害、睡眠障害、ストレス性疾患、摂食障害、認知症の治療に携わる。高タンパク・低糖質を中心とした栄養療法で目覚ましい実績を上げている。最近では多くの子どもの問題行動も改善に導いている。著書に『薬に頼らずうつを治す方法』(小社)、『うつ・パニックは「鉄」不足が原因だった』(光文社)、『うつ消しごはん』(方丈社) がある。

■「精神科医こてつ名誉院長のブログ」
https://ameblo.jp/kotetsutokumi

■ フェイスブック
https://www.facebook.com/tokumi.fujikawa

■ Facebookメガビタミングループ
https://www.facebook.com/groups/1727173770929916/

アチーブメント出版

[twitter]
@achibook

[facebook]
https://www.facebook.com/achibook

[Instagram]
achievementpublishing

薬に頼らず 子どもの 多動・学習障害を なくす方法

2019年（令和元年） 9月26日 第1刷発行
2024年（令和6年） 9月6日 第12刷発行

著者 藤川徳美
発行者 塚本晴久
発行所 アチーブメント出版株式会社
〒141-0031 東京都品川区西五反田2-19-2
荒久ビル4F
TEL 03-5719-5503 ／ FAX 03-5719-5513
https://www.achibook.co.jp

装丁・本文デザイン 轡田昭彦＋坪井朋子
絵本・マンガ シェリーカトウ
校正 株式会社ぷれす
編集協力 鈴木彩乃
印刷・製本 株式会社光邦

ISBN 978-4-86643-059-1